ちくま新書

「わかる」とはどういうことか

山鳥 重
Yamadori Atsushi

339

「わかる」とはどういうことか【目次】

イラストレーション＝川口澄子

はじめに——わかる・わからない・でもわかる

人間は考える葦である、というパスカルのよく知られた言葉があります。

確かにわれわれ人間の最大の特徴は、二本足で歩くことでも、手を使うことでも、笑うことでもありません。喋ることでさえないでしょう。なんといっても考えることです。

考えるというのは哲学者の専売特許でもなければ、科学者の専売特許でもありません。人間誰もに備わっているごく普通の心の働きです。

ですが、よく考えると、考えるとはどういうことなのか、たちまちわからなくなります。

何かについて考えることはごく自然に出来ますが、何かについて考えるとはどういうことかを考えるのは自然には出来ません。

たとえば平和ということについて自分なりに考えることはなんとなく出来そうですが、「平和について考えるとはいったいどういうことなのか」について考えるのは、たいへん難しいのです。

日常の営みとして「何かについて」考えることは誰もがやっていることですが、その日常の営みである「考えること自体について」考えることは、誰もがやっているわけではありません。ま、暇な学者がやっているのです。

パスカルのように、「人間は考える」という一般的事実を述べるのは比較的やさしいのですが、「考えるとはこれこれこういうことである」と述べるのは難しいのです。

こういう難しい問題は、正面突破をはからず、側面から攻撃してみるのがよさそうです。それが本書のわかる・わからない談義です。

われわれは「わかった?」「いやわからない」「あ、わかった」「うーん、もうちょっとでわかりそう」「もう何がなんだかわけがわからない」などと言い交わして毎日を送っています。

このわかる・わからないという表現は、考えるからこそ出てくる言葉です。すべてわかっていれば考えることはありません。わかるという表現すら必要ないでしょう。わからないことがあるからこそ、わかったという事態も発生するのです。わからないことがわかったと思えるようになるのは、考えたからです。考えなければ、わからないままです。

われわれは意識的に考えるだけでなく、無意識的にも考えています。何をどう考えているかというところに気が付かないままで何かを考えているのです。考えるというのはプロセスで、途中経過ですから、その状態はなかなか捕捉出来ません。

しかし、考えるというプロセスがなんらかの形で終結すると、わかった・わからないという比較的はっきりした心の変化を感じることが出来ます。わかる・わからないという感情が湧くのです。

このわかる・わからないという感情の原因となる心の動きが、考えるということにほかなりません。

思考とか理解ということが問題になると、すぐ演繹とか帰納とか還元とかいう難しい話におちいりがちですが、それは心の働きの一部で、すべてではありません。

心の働きはもっと多様で、かつ複雑です。

そのあたりをわかる・わからないという心の動きを手掛かりに考えてみたのが本書です。

筆者は神経内科が専門で、その中でも高次機能障害学という分野を主として研究しています。何をやっているかといいますと、脳梗塞や脳出血などで不幸にして脳に損傷を生じてしまい、その結果、認知障害を来した人たちの診断や治療やリハビリです。この人たちの障害はそれまで自然に流れていた心の働きがあちこちで停滞してしまうことです。言い換えると、それまで普通にわかっていたことがわからなくなってしまうことです。

つまり、わかるとはどういうことなのか、なぜこの人たちは簡単なことでもわからなくなってしまうのかを毎日毎日考えるのが仕事です。

この本はこれまでの筆者の経験を動員して、わかるとはどういうことか、すなわち認識の仕組みについて、筆者なりの考えを、専門的な用語や表現をなるべく使わず、誰にもわかってもらえるよう、やさしくまとめたものです。

取り扱う問題がいささか大きすぎ、少々無謀な試みのような気がしないでもありませんが、無謀か無謀でないか、とりあえず読んでいただき、評価は読者にお任せしたいと思います。

本書執筆の契機は筑摩書房の磯知七美さんのお誘いでした。その時から丸三年が経とうとしています。うまくそそのかしながら気長に待っていただいた磯さんにお礼を申します。

第 1 章

「わかる」ための素材

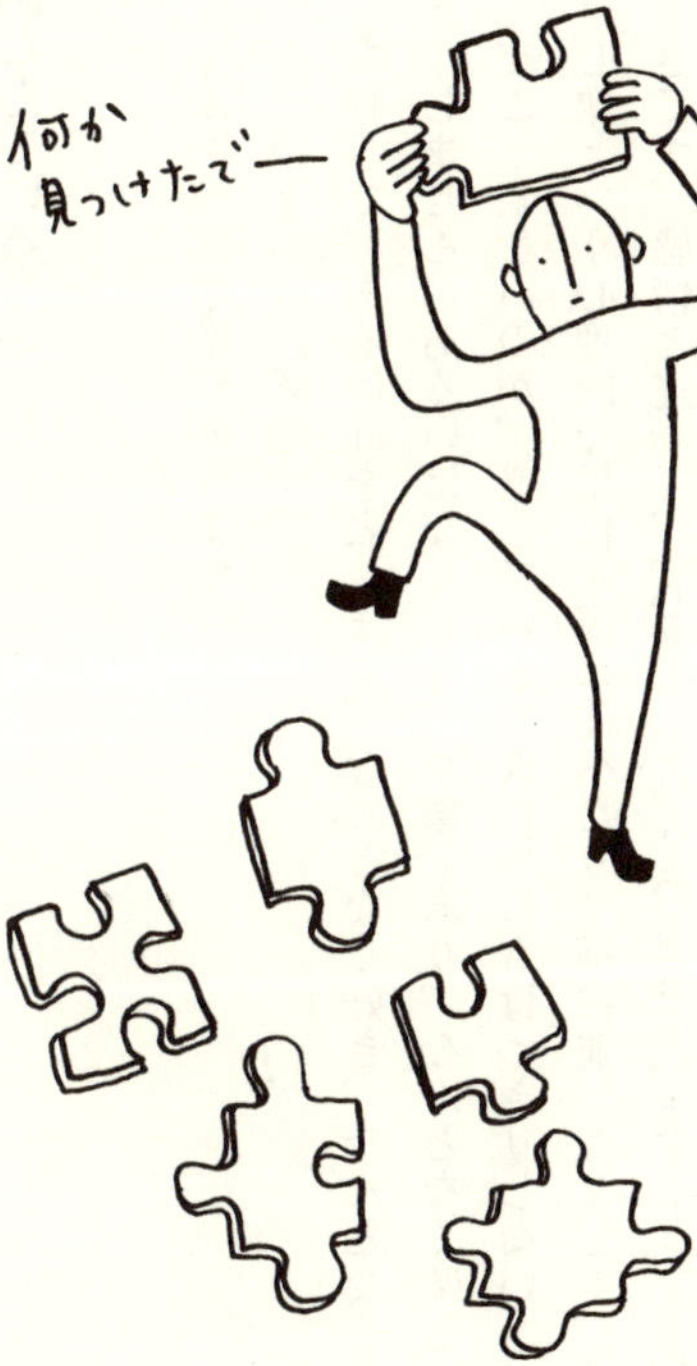

1　絶えず心を満たしているもの

心の働きには大きくふたつの水準があります。ひとつは感情で、もうひとつは思考です。

感情は心の全体的な動きで、ある傾向を表します。なんとなく好き、なんとなく嫌い、なのであって理由ははっきりしません。あるいはなんとなく憂鬱であり、なんとなく楽しいので、なぜこう憂鬱なのか、なぜこう楽しいのか、感じている本人自身にもはっきりしないものです。

いっぽう、思考は心像という心理的な単位を縦に並べたり、横に並べたりして、それらの間に関係を作り上げる働きです。感情と違って、「心像」というある程度形あるものを相手にします。思考というと哲学者が何か難しい問題を考えている時の心の働きであって、「自分には関係ない」と思われるかもしれませんが、筆者がいう思考は決してそんな難しいことではありません。われわれは誰でも、朝から晩まで思考を働かせているのです。

米国で大人気の新聞連載漫画にビル・ワッターソンという人の「カルビンとホッブス」というものがあります。このカルビンというなんともかわいい悪ガキは算数が大の苦手で、作文が苦手で、とにかく勉強が苦手です。教室では隣にスージーという賢い子が座っていて、しょっちゅういざこざを起こしています。この間もスージーに「この宿題してくれたら二五セントあげる」と持ちかけていました。スージーが二倍だったら引き受けると挑発すると、「わかった。じゃ三五セントだね」と、算数の苦手なところを暴露して、またまたスージーに馬鹿にされていました。

この、「二五セントを二倍するとどうなるか」という問いの答えを見つけるのが「考える」ということです。カルビンは「二五の二倍」を「三五」と考えたわけですね。

あるいは、苦手の宿題を与えられて「スージーにお金をやって、この宿題をやらせよう」というのも、思考です。

わかる・わからないについて言えば、25×2＝35と考えているわけですから、「わかっていない」わけですが、そのことについては今は考えないことにしましょう。

「スージー＋二五セント＝宿題完成」という筋書きも、実はスージーにはあてはまらない筋書きなのですが、カルビンの考えはそこまでは回転しません。

この四コマ漫画に出てくる、「宿題」「二五セント」「二倍」「三五セント」「スージー」などは、そのひとつひとつが、実はカルビンの頭に浮かんでいる心像です。

カルビンは自分のかわいい頭の中でこれらの心像を結び合わせ、スージーに二五セントやれば、スージーは喜んで宿題をしてくれるだろうと、「宿題が無事出来上がった状態」を想像している

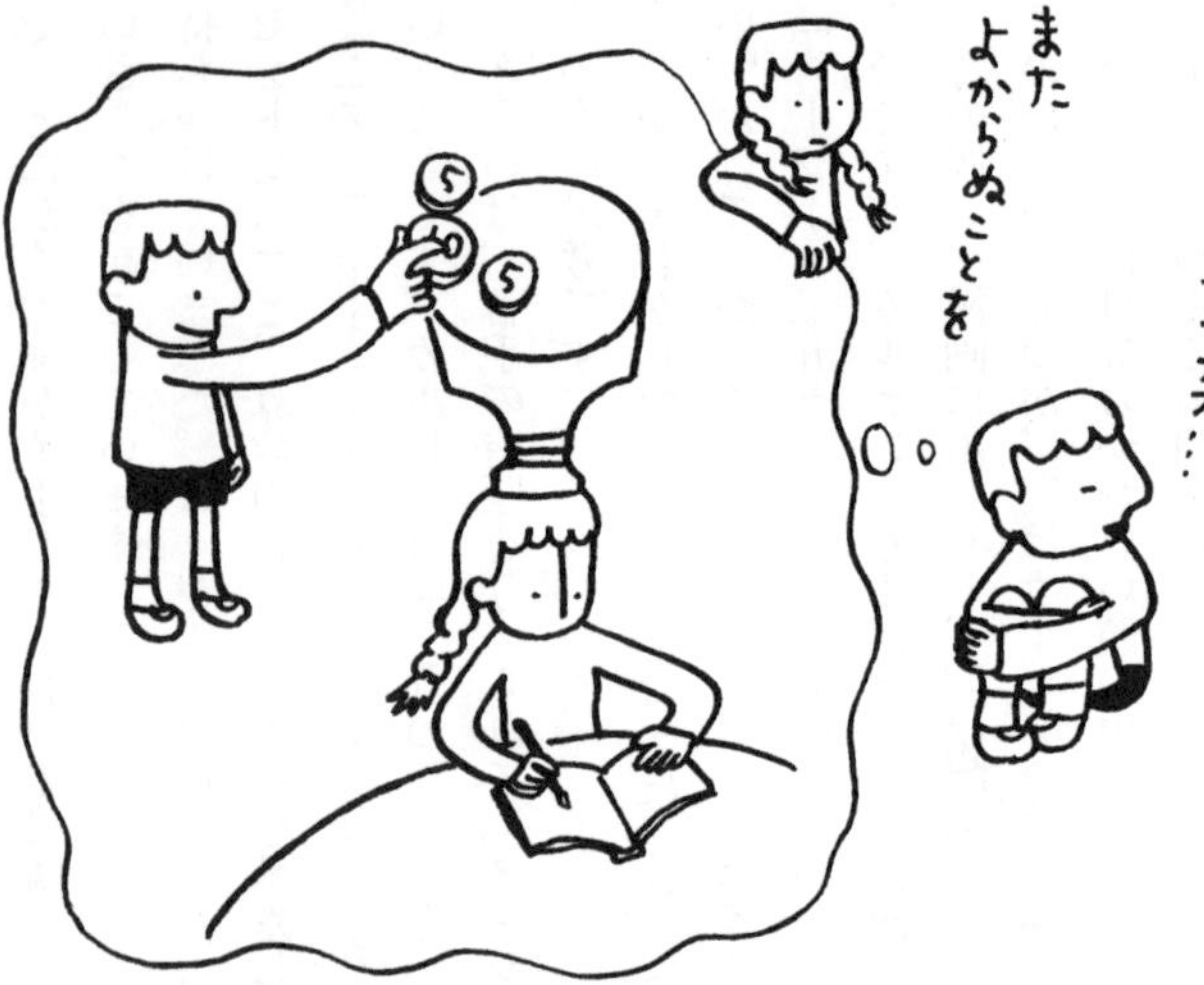

心像は思考のモト.

のです。これが思考です。

では思考の単位になっている心像とはいったい何なのでしょうか?

心像は客観的事実ではありません。事実は自分のまわりに生起する出来事や、自分のまわりに存在する事物で、万人が認める現象です。実際に起こったこと、実際に起こること、実際にあるものです。

これに対し、心に思い浮かべることの出来るすべての現象を心像といいます。つまり心理的イメージです。ただ、イメージという表現はあまり正確ではありません。イメージは形あるもの、つまり図像を意味します。「二五セント」や「スージー」はたしかにイメージですが、「二倍」はイメージではありません。計算手続きについての約束事です。図像ではありません。二倍ならまだイメージ出来るかも知れませんが、千倍、万倍になると、イメージは作れません。実際、カルビンは二倍がちゃんとわかっていません。「宿題」も視覚化出来ない概念です。

心像という言葉を持ち出したのはそのためです。心像もメンタル・イメージの訳語ですが、そこは大目に見てください。現在使われているイメージという言葉は視覚映像のニュアンスが強いので、わざと心像にしました。心像は視覚映像だけではありません。触覚、聴覚、嗅覚、味覚など視覚化出来ない心理現象を含みます。これらをすべて含む用語としては、正確には心理表象という言葉を選ぶべきなのですが、長いし、なじみも薄いのでやめにしました。

太陽が東から昇り、西へ沈むのは、地球が自転しているせいで、太陽が動いているせいではありません。しかし、われわれには太陽が昇り、太陽が沈むとしか見えません。動いているのは太陽であって、じっとしているのはわれわれです。

地球の自転は事実で、太陽が動くのは心像です。

事実は自分という心がなくても生起し、存在し続ける客観的現象です。心像は心がとらえる主観的現象です。

われわれの心の働きに重要なのは心像であって、客観的事実ではありません。心像を扱うのが普通の心の働きで、客観的事実は心にとってはあってなきがごときものです。もっと正確にいえば、われわれの心は心像しか扱えないのです。客観的事実を扱うには、普通の心の働きとは別の心の働きが必要です。われわれは地球が自転しているなどということは知らずに何万年も生きてきました。今だって、そんなことを知らずに生きている人はいっぱいいるはずです。われわれは「太陽が昇る」「太陽が沈む」という事柄を心像化して経験出来ますが、「地球が自転している」という事実は経験出来ません。

2　すべては知覚からはじまる

心像はどのようにして獲得されるのでしょうか。どんな心像も生まれつき備わっているわけではありません。生まれたての赤ちゃんが自分を抱いてくれている人がお母さんであると知っているわけでもありません。なんにも知らずに真っ白な心で生まれてきます。じゃあどうしてお母さんがわかるようになるのでしょう。

知覚を介して新しい経験を受け入れることが出来るからです。

知覚には視覚、聴覚、嗅覚、味覚、体性感覚などがあります。視覚は目から入る情報、聴覚は耳から入る情報、嗅覚は鼻から入る情報、味覚は舌や口腔の奥から入る情報、体性感覚は触覚、痛覚、温度覚、振動覚、関節の動きの感覚（位置覚）など、からだの表面やからだの動きを伝える情報を扱います。昔から五感と言われているのがこれです。仏教では眼耳《げんに》鼻《び》舌身意《ぜつしんい》といいます。この最初の五つです。第六感という言葉がありますが、これはこの五つの知覚以外から直接入ってくる情報のことです。ピンとくる、というのを第六感が働いた、などといいますよね。でも、このような知覚が存在するという科学的根拠はありません。テレパシーというのもあります。テレは「遠く離れた」、パシーは「感じ」ですから、テレパシーは遠く離れて知覚の届かない距離の出来事を受け取る能力です。固く閉ざしたドアの向こうの出来事を知ることが出来る、などという人がいます。すばらしい能力です。あってほしい能力ですが、残念ながら普通の人間には備わりようのない能力です。

知覚のもっとも重要な働きは対象を区別することです。

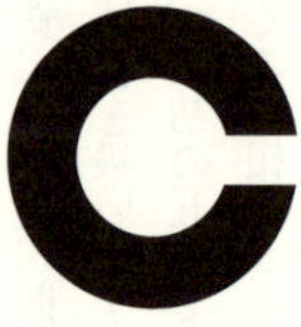

ランドルトの環.

視覚を例に考えてみましょう。われわれが自分のまわりにある色々な対象を見ることが出来るのは、それらを色々なもの、すなわちそれぞれ違うものとして区別出来るからです。色が少し違っても、明るさが少し違っても、形が少し違っても、その違いに気づくことが出来るからです。

視力検査ではよくランドルトの環というのを使います。

丸が完全に閉じていず、どこかに少し切れ目が入れてあります。その切れ目が見えるかどうかを調べます。環がだんだん小さくなると、切れ目はだんだん見えにくくなります。丸と切れ目がもはや区別出来なくなるところが視力の限界です。

色の場合だと、色の明るさを一定にしておいて、色合いだけを少しずつ変えて、その違いが区別出来るかどうかを調べます。

この、「違いがわかる」という能力が知覚の基本です。そもそも、わかるとは「分かつ」と書きます。わかるの基礎は区別なのです。

ランドルトの環や色合いの違いはいちばん単純な例ですが、刺激がうんと複雑になっても、原理は同じです。

「絵がわかる」という表現があります。

専門家になると、これは円山応挙の真筆だとか、贋作だとかいいます。応挙と署名があっても、絵全体のまとまり、絵全体の作り出す力が本物の応挙を見つづけてきた人から見ると、「違う」のです。作品を区別出来るのです。

味でもそうです。

利き酒の専門家がいます。ワインの世界ではソムリエとか呼んでいます。お酒の微妙な味の違いを区別し、評価出来るひとたちです。何百ものよく似た味を舌で区別出来る人たちです。誰も初めから出来るわけではありません。筆者など、どのお酒も似たような味にしか思えません。似たような味を区別し続けることで、もともと備わっている区別の能力を高めてきたのです。

そこまでゆかなくても、毎日の食事でもわれわれはおいしい、おいしくないと判定しつつ食べています。自分が育ててきたなんらかの基準にしたがって、その時その時の味を区別していますし味わっています。

匂いにも専門家がいます。化粧品会社には香料の微妙な違いを嗅《か》ぎ分ける係がいて、毎日鼻をぴくつかせているそうです。以前、どこかの新聞に、何人もの上半身裸の人が一斉に片方の腕を上げて立っており、これまた何人もの白衣の人たちがその人たちの腕の下にまじめな顔を突っ込んでいる不思議な写真が出ていました。腋臭《わきが》を消す香料の効果を調べている風景なのです。このひとたちは匂いを細かく区別出来るのです。

知覚の働きの基本はこのように「違いがわかる」ことにあります。この区別の力はもともと備わっているものですが、それだけでは十分ではありません。その働きをより優れたものにするためには、その能力をいっそう鍛えてやる必要があります。絵の鑑定家、利き酒の専門家、香料の専門家などは知覚の区別の能力を極限まで育ててきたひとたちです。

われわれだって、結構いろんな区別、それも結構複雑な区別の力を育てています。

今、本書を読んでくださっている読者のみなさんは、このページの上にズラズラと並んでいる細かい、微妙に形の違う、曲がりくねったり、寄り集まったりしている不思議な形を区別しつづけているわけです。もし、これが区別出来なければ、ここに書き並べてあることがらはただの文様にすぎません。日本語を知らない人がこのページを見ても、変な模様のつながりとしか見えないでしょう。筆者がアラビア文字を前にして、いくらこれは文字だと自分に言い聞かせて眺めたところでやっぱり模様にしか見えないのと同じことです。こんなものをどうして区別したり書き分けたり出来るのだろう、と感心してしまうばかりです。

إِنَّ ٱلَّذِينَ كَفَرُواْ سَوَآءٌ عَلَيْهِمْ ءَأَنذَرْتَهُمْ أَمْ لَمْ تُنذِرْهُمْ
لَا يُؤْمِنُونَ ۝٦ خَتَمَ ٱللَّهُ عَلَىٰ قُلُوبِهِمْ وَعَلَىٰ سَمْعِهِمْ ۖ وَعَلَىٰ

美しい文字もありがたい言葉も，形の区別が出来なければ模様にしか見えない．(『コーラン』より)

文字が文字として自然に目に入ってくれるのは、似たような形をそれぞれ別の形として区別する力を長年にわたって培ってきたおかげです。考えてもみてください。日本人なら誰でも、ひらがな四六文字、カタカナ四六文字、教育漢字一〇〇六字、英語アルファベット二六文字、アラビア数字一〇文字、合わせて一一三四字の形を区別出来るのです。これで最低ですから、実際はもっともっとたくさんの小さい小さい形を区別しています。当たり前の能力ですが、決して自然に備わっているわけではありません。苦労して獲得した能力です。

顔だってそうです。

われわれの顔は目ふたつ、耳ふたつ、鼻ひとつ、口ひとつ、それに加えて髪の毛と髭くらいしか道具立てはありませんが、この単純な形が作り出す微妙な違いを実に細かく区別出来ます。誰だって千人やそこらの顔を区別するのはお茶の子さいさいです。ただこれも訓練が要ります。身近な日本人の顔は区別出来ても、イギリス人の顔はみんな一緒に見えてしまいます。ところが実際にイギリスへ行くと、どの顔も簡単に区別出来ます。しょっちゅう見ているから区別が出来るわけです。

サルの顔だって、その気で毎日見ていると、みんな違う顔をしているそうです。羊を飼うひとたちは二〇〇匹や三〇〇匹の羊なら全部顔で覚えているそうです。訓練さえすれば、われわれの知覚はすごい弁別能力を発揮します。

このように心の働きの土台は知覚です。五感を介してさまざまな対象を知覚するわけです。

3　知覚を研ぎ澄ます

知覚の働きを十分に発揮させせるには注意という仕掛けが必要です。

たとえば、ここに示したふたつの図の違いを見つける、という作業を考えてみてください。

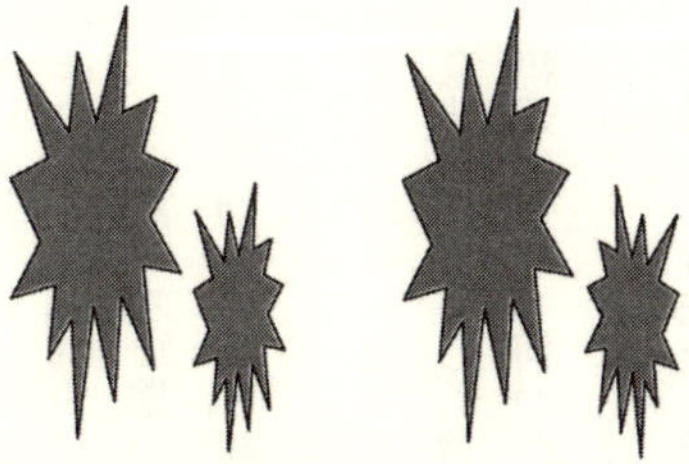

複雑な形を区別する．

パッと見ただけではどこが違うのかわかりませんが、そのうち気がつきます。何度も両方の絵を見比べているうちに気がつくのです。

違いに気づくためには、まず左の大きい方の形はどうなっているか、この形の左はどうか、右はどうか、上はどうか、下はどうかと順序よく見比べ、ついで右下の形についても同じように順序よく見比べます。ついでこのふたつの形の位置関係についても、左の絵は向き合っているな、じゃあ右はどうかな、と見てゆきます。そのうちに、あれ、ここ違っているな、と気が付くことが出来ます。

パッと見てパッとわかればそれにこしたことはありませんが、そうはうまくはゆきません。意識をその目標に集中する必要があります。つまり、注意を集める必要があります。注意を集中すると、その部分の知覚の力が強くなります。見えなかったところまで見えてくるようになるのです。よくあげられる例ですが、人ごみの中などで、何か気になる話や声が聞こえてくると、われわれは知らず知らずに耳をそばだてます。途切れ途切れ、あるいはかすかにしか聞こえてこない声に注意を絞ろうとします。そうすると不思議なことに今まではただの雑音に近かった音が、一連の意味ある声として拾い出せるのです。

視野の片隅で何かが動きます。とたんにわれわれはその視野の片隅の方へ視線を動かし、注意を向けます。しばらくは何も見えませんが、その方向に何かいるのではないかと、じっと目を凝らします。すると、変な茶色いかたまりが目に入ります。「あ、ゴキブリめ！」というわけですね。

からだのどこかがチクッと痛みます。するとわれわれはからだの動きをしばらく止め、「どこが痛んだのか」の点検に入ります。注意を自分のからだの表面に移すのです。そうすると、小さな蚊が右の二の腕のあたりで、わが貴重な血を吸い込んでいるのが目に入るでしょう。

夕暮れ時、街を歩いていると、なんともいえないおいしい匂いが流れてくることがあります。そうなると突然われわれはその匂いに意識を集めてしまいます。鼻をぴくつかせ、くんくんと細かく息をし、鼻に流れ込む空気の中身を検討しようとします。それがカレーライスの匂いだとわかるまでに時間はかかりません。お母さんが子供たちの大好物を作っているのでしょう。

対象に向けた注意を一定時間維持するのも注意の働きです。たとえば目の前で殺人事件でも起これば、目撃した人は事件現場から目をそらすことは出来なくなります。こわくて目を覆ったとしても、意識はずっと出来事を追い続けるでしょう。

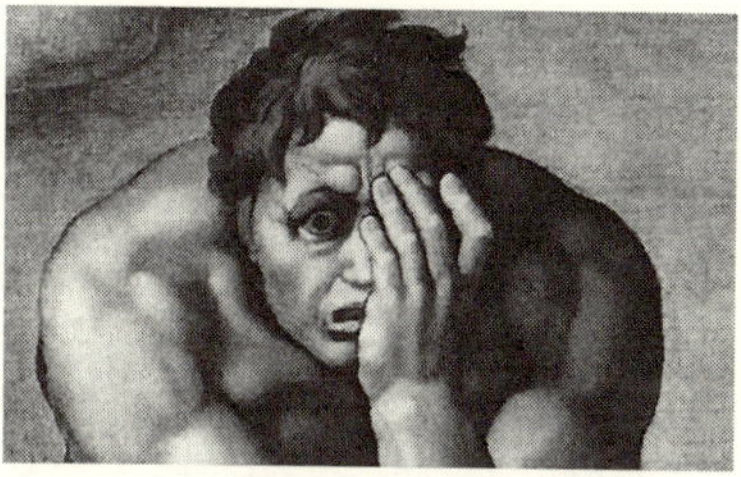

目を覆っても意識をそらすことができない.
(ミケランジェロ『最後の審判』より)

好きな人と一緒にいれば、その人の一挙手一投足に注意が独占され、一時間も数分に感じるかもしれません。注意が長く一定の対象に固定されるのです。しかし、興味が乗らないことには、一分たりとも注意を固定させることは出来ないでしょう。

注意は自然に備わった心の働きですが、自然にまかせているだけでは、動物的な本能にまかせて揺れ動くだけになります。

数学の嫌いな人は先生が黒板に数式を書き始めただけで、頭痛が起こるかもしれません。恋人に注意を持続させるのには努力は要りませんが、黒板の数式に注意を持続させるには意志が必要です。自分にとって大事なこと、自分にとって必要なことを見きわめて、それに向かって注意を集中し、維持する必要があります。

注意を駆り立てるものは感情です。好奇心と呼ばれる心の動きです。カレーの匂い、目の片隅の動き、気になる声、それらに注意が向かうのは、おや？　何だ？　という素朴な心の働きです。生理学者は動物に生まれつき備わっている新奇な刺激に注意を向ける働きを「おや何だ」反射と名づけています。おや何だ反射は行動につけられた名前ですが、その行動の源となる心の動きが好奇心です。

意志の力で注意を維持するのはなかなか大変ですが、好きなことだと努力の感情なしに没頭出来ます。好奇心が注意を維持してくれるからです。

このように、心は好奇心（おおまかな心の傾向）↓注意（具体的な方向づけ）↓知覚（正確な区別）の流れで働きます。何事も、好きになることが大事です。嫌いなことには心は働かないのです。

好きこそものの上手なれ、です。

4　区別して、同定する

筆者の目の前に一本の鉛筆があります。ただそれだけのことですが、なぜ鉛筆とわかるのでしょうか？

鉛筆を鉛筆と見るためには、まず背景から鉛筆の形を切り取らなければなりません。これは区別の働きです。鉛筆の下にはごちゃごちゃと紙切れがいっぱいありますが、この紙切れから鉛筆の細長い形を区別します。形の区別が出来ると、今度はその形をこれまでの視覚経験、つまり記憶にある形と照らし合わせます。

鉛筆を真横から見ても、真上から見ても、斜めから見ても、少々ちびていても、鉛筆は鉛筆で、同じように鉛筆の形に見えます。これはよく考えるとすごいことです。真横から見る鉛筆と、真上から見る鉛筆は同じ形ではありません。鉛筆は簡単かもしれませんが、バケツのようなものを思い浮かべてください。これを真上からみると丸がふたつ重なった形になります。これでも少し考えると、バケツとわかります。さすがにわからない人も出てきますが、わかる人も多いのです。同じ形ではないのですが、同じものの違った見方だということがわかるのです。

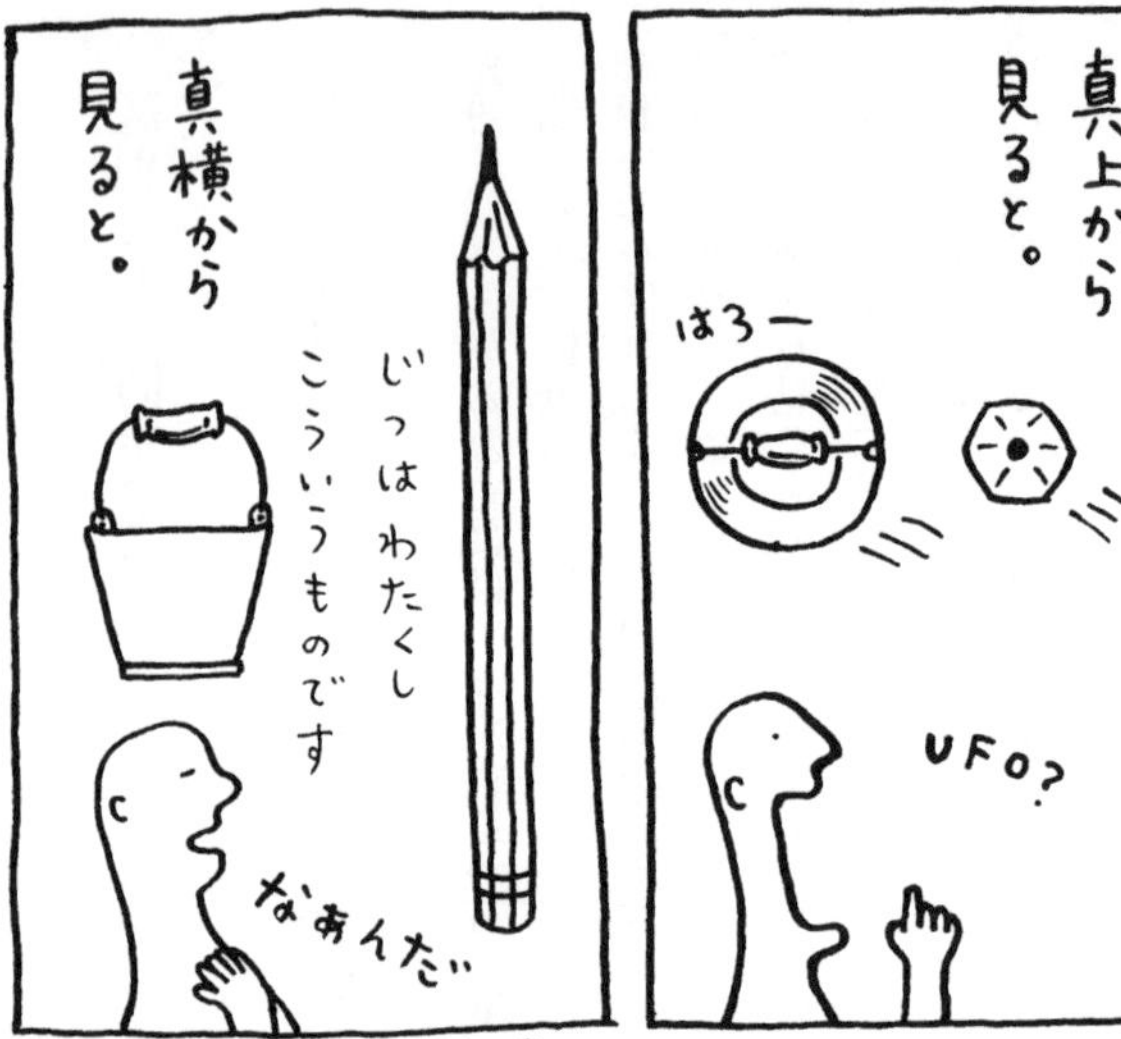

©クラフト・エヴィング商會

区別して，同定する．

視覚系は鉛筆をさまざまな角度から眺めた経験を持っています。そのたくさんの経験をひとつの共通の形にまとめています。つまり鉛筆という一般的な心像を作り上げています。この働きは自然に備わったもので、なじみのある形はすべてこのようにある共通の形にまとめられています。それは鉛筆の形であったり、バケツの形であったりします。

　この、目の前の鉛筆の形（今、目の前にはただひとつの鉛筆しかありません）を、自分の持っている鉛筆の心像と照らし合わせ、合うか合わないかで鉛筆かどうかを決めるのです。照らし合わせ（同定と呼びます）の過程には、多くの場合意識は必要ではありません。自動的に処理されます。しかし、うまくゆかないと、意識に浮上してきます。真上から撮ったバケツの写真を見せられると、さすがの視覚系も自動的にはバケツだとは判断出来ず、意識に呼び上げてウーンと考え込むことになります。

散歩の途中でゆきすぎる道端の叢《くさむら》を想像してみてください。

ここには何種類もの草たちが競うように生い茂っています。草の形はそれぞれ独特で個性いっぱいです。ですが、草を知らない人、草に興味のない人が見ると、草は見えてはいますが、それぞれの草がそれぞれ違う形をしていることには気が付きません（それぞれを区別出来ません）。少し注意を集めてしばらく眺めていると、それぞれの形が違うことが見えてきます。そうすると、たとえばクローバーに気が付くでしょう。あ、これクローバーだ、と、知っていることにうれしくなるかもしれません。区別し、さらに同定出来たのです。今度はその横に似たような、しかし明らかに別の形の草があるのにも気が付くでしょう。しかし、自分がよく見たことのある草（知っている草）ではありません。区別は出来ても、同定は出来ないのです。

あるいは大空に浮かぶ雲を考えてみてください。

雲はさまざまに形を変えます。興味のない人にはただもくもくとしたものが空を動いているだけです。雲は見えていますし、雲だとわかっています。でもただそれだけです。しかし、見慣れている人は見方が違ってきます。ただ、雲が見えるのではなく、さまざまな形の雲が見えます。雲にも名前があることを知っていれば、「あれはイワシ雲」とか「あれはカナトコ雲」などと同定することも出来ます。つまり、区別し、ある程度は同定しつつ、眺めることになります。雲は草と違い、摑《つか》まえることはできません、形もどんどん変化します。それでも繰り返して見ていると、さまざまな形が見えてきます。そのさまざまな形を、心にとどめることが出来るようになります。つまり、心像を形成出来るようになります。その心像と比較して、あ、これはこの前のやつと同じだ、と判断するわけです。同定するわけです。あるいは、この雲変わってるな、と区別するのです。

このように、われわれの知覚系はまわりにある対象を区別し同定する、という働きを、生きている限り繰り返しています。これが知覚系の機能なのです。

ただ、その働きにはいろんな段階があります。

草というものを土や石から区別出来るぐらいのおおまかな段階、クローバーをほかの草から区別し、同定出来るくらいの普通の段階、クローバーの変種に気が付くくらいの細かい段階、新種の草を発見するくらいの専門家の段階、とさまざまです。

聴覚も同じです。

われわれはいろいろな音を区別出来ます。そしてその区別した音を今までに聞いた音と同じやつだと判断することが出来ます。同定出来ます。

廊下をペタペタと足音が通ります。最初はその音がそれぞれ違うことに気が付くだけですが（区別の段階）、そのうち、あ、この足音、あ、この足音と、足音に個性があることに気が付きます（同定の段階）。

心像はこのように経験を通じて形成されます。そして、この心像がわれわれの思考の単位となります。われわれは心像を介して世界に触れ、心像によって自分にも触れるのです。外の世界（客観世界）はそのままではわれわれの手に負えません。われわれは世界を、心像形成というやり方で読み取っているのです。心像という形に再構成しているのです。

われわれは外界を見ているだけではありません。変な言い方ですが心の中も見ています。さきほど挙げた眼耳鼻舌身意の、最後の「意」です。目を閉じていても、耳をふさいでいても、心が無になることはありません。いろいろな思いが絶えず生まれたり、消えたりしています。それは太陽が朝、遠く山々を茜色に染め上げる風景であったり、いくら目をこらしても一キロ先のビルがよく見えない灰褐色のスモッグだったり、草原にポツンと立つハルニレの木であったりします。あるいは毎朝ごみ袋を覗き込んでいる不思議なおばあさんであったり、頭の上で突然カアと大声を上げる巨大なカラスだったりします。こんな時、われわれは自分の心の中を見ているのです。心が溜め込んだ心像を見ているのです。

その典型が夢という現象です。夢ではわけのわからない出来事が起こります。翼もないのに空に浮かんで下界を見下ろしていたり、壁があるのに平気で通り抜けたりします。なんだか得体の知れない怪物が襲いかかってきて、声を上げることもあります。われわれの溜め込んでいる心像が勝手に心の舞台へ躍り出て、勝手に遊んでいるのです。

5 心はからっぽにはならない

心像にはこのように、今・現在自分のまわりに起こっていることを知覚し続けている心像と、その知覚を支えるために動員される、すでに心に溜め込まれている心像の二種類があります。五感に入ってくる心像（区別された対象の心像）と、その心像が何であるかを判断するための心像（心が所有している心像）です。

前者を知覚心像、後者を記憶心像と呼ぶことにします。

知覚はまわりに生起する現象（客観的世界の出来事）を取り込み、その現象を心像という形式に再構成します。ここは大事な点です。事実がそのまま、たとえばよく磨きぬかれた鏡に映るように、心に映し出されるということはないのです。心は事実をいったん五感に分解して脳（神経系）に取り込み、神経系で処理出来る部分だけをもう一度組み立て直します。その組み立て直されたもののうち、意識化されるものが知覚心像です。この知覚心像を記憶心像と照らし合わせ、あ、これはエンピツ、あ、これはクローバー、あ、あれはアダタラ山、と知るのです。一方で、今・現在、外の世界では何も起こってないのに、心に現われる心像があります。これはすべて記

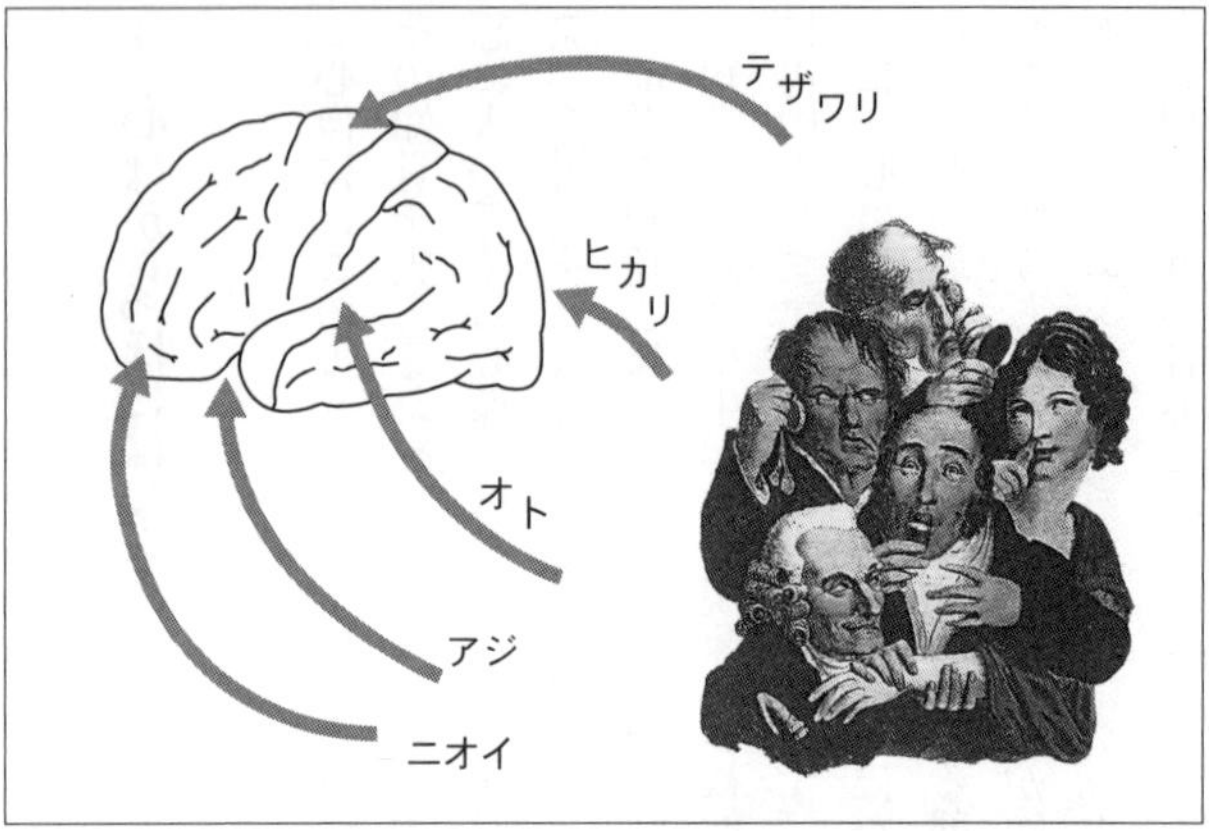

五感に分解して，脳に取り込む．

憶心像です。

神経系に新しい情報が入って神経系がその情報を処理すると、神経系の状態がそれまでとは変化します。新しいつながりが出来たり、今まであったつながりが新しい活動分だけ強化されたりします。神経系はたいへんな数の神経細胞（ニューロンと呼びます）から出来ています。大脳皮質と呼ばれるところには、ある研究によると二〇〇億ぐらいあるそうです。このたいへんな数のニューロンには、またたいへんな数の接続点があります。ひとつのニューロンが一万個くらいの接続点を持っているのです。このものすごく入り組んだニューロンのネットワークが、何かの外来刺激を見たり、聞いたり、触ったりするたびに、活動します。この活動の心理的表れが知覚心像です。

一度入ってきた情報と似たような情報が入って

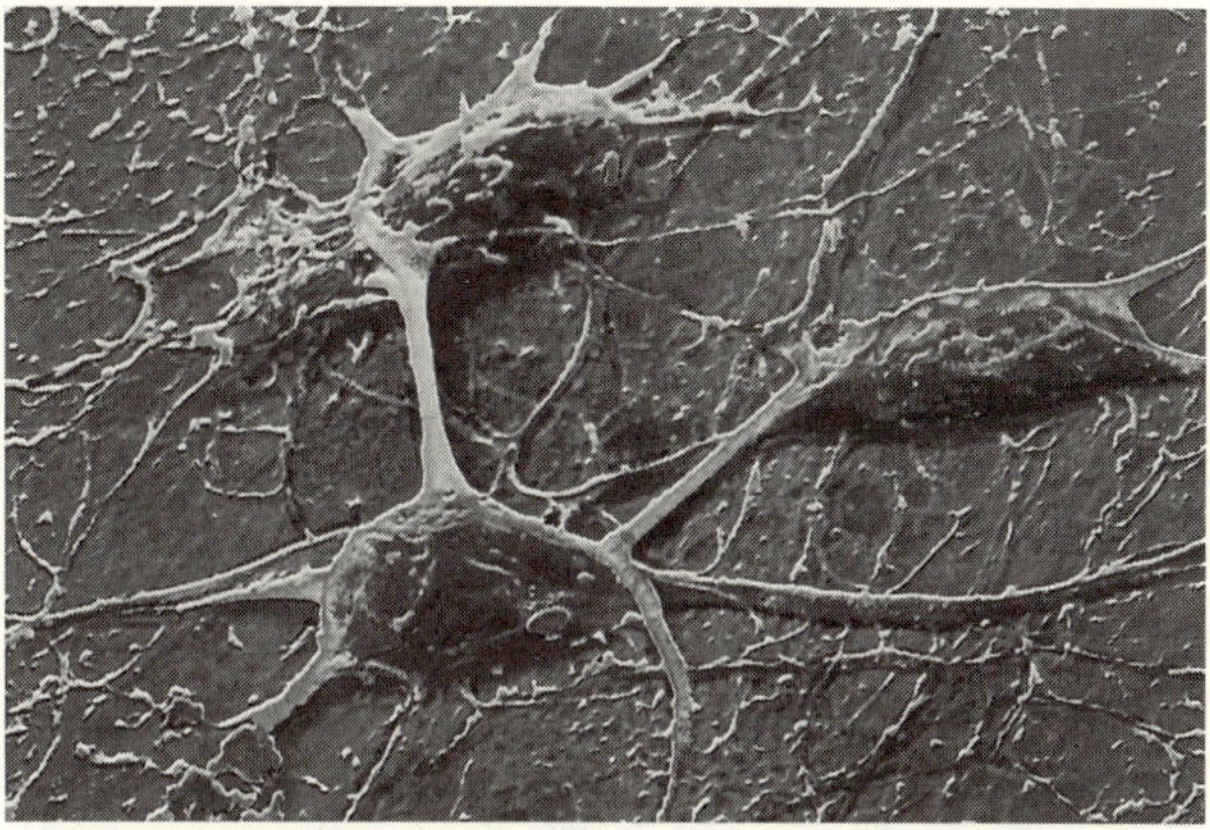

ニューロンとニューロンネットワーク．（写真　PPS）

くると、まったく同じでないまでも、似たようなニューロン群が活動します。さらにまたどこか似たような情報が入ってくれば、やはりまた似たようなニューロン群が活動します。

このような活動が繰り返されると、神経系には繰り返される入力情報の共通の部分に対して、共通に反応するニューロンの網目（ネットワーク）が出来上がります。この活動の心理的表れが記憶心像です。

目を開けているからモノが見えるのではありません。目から入ってきた神経情報が知覚心像を形成してくれるから見えるのです。先天的な白内障で視力のなかった人が手術によって光を取り戻すことがあります。でも、この人たちはただちにはモノは見えません。長い訓練によって、見ることを学習してゆくのです。視覚神経系が知覚心像形成の基盤である神経ネットワークを形成するのに時間がかかるのです。

面白いことに、われわれの心は覚醒している状態ではいつも心像に満たされています。目を閉じ、耳をふさいで知覚心像の形成を防いでも、それならと、心は自分の財産である記憶心像を持ち出して心を満たします。

ぼんやりしていると自然にわれわれの心はいろいろな心像で満たされます。お腹が減るとさまざまな食べ物の心像が浮かびます。寂しいと、会いたい人の心像が浮かびます。解けない悩みがあると、その悩みにまつわる心像がグルグルと回ります。記憶心像が活動するのです。

仏教は、心を無にせよ、と言いますが、無にならないのが心の特徴です。

繰り返しますが、知覚心像はそのままでは意味を持ちません。知覚対象（モノ）の形が作られただけです。形は出来ましたが、その性質はわかりません。その働きもわかりません。ほかの対象とどういう関係にあるのかもわかりません。

知覚心像が意味を持つには、記憶心像という裏付けが必要です。

脳損傷で、モノはちゃんと見えているが、何なのかわからないという状態が起こることがあります。見えている証拠に、この人たちは見せられたモノをちゃんと写生することが出来ます。でも、写したものが何であるかわからないのです。知覚心像がほかの心像（記憶心像）から切り離されてしまい、ほかの心像と関係づけることが出来なくなってしまっているのです。

第 2 章

「わかる」ための手がかり――記号

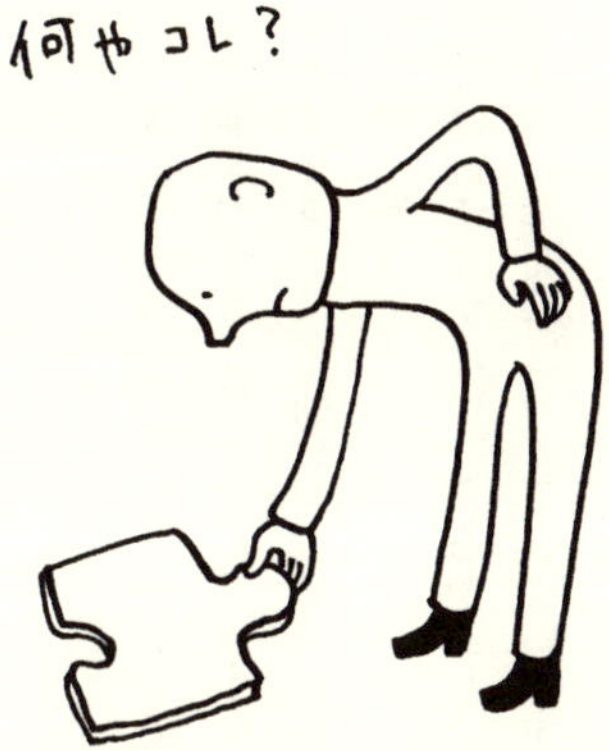

1 記号の役割とはなにか

われわれの祖先がいつごろ言葉を獲得したのかはわかっていません。数十万年前かもしれません。あるいは、わずか数万年前なのかもしれません。いずれにしても、われわれの祖先は言葉を獲得して以来、さまざまなモノやコトに名前をつけ続けてきました。名前をつけるというのは、記憶心像に音声記号を貼り付ける働きです。

記憶心像はただそれだけでは摑まえがたいところがあります。なんとなく印象に残る心像が浮かんだとしても、たいていは次の瞬間には消えてしまいます。あれをもう一度呼び出したいと思っても、手掛かりも何もありません。かつ消え、かつ浮かんで、流れ去ってゆきます。

名前にはこの摑まえがたい記憶心像を摑まえる働きがあります。それ自体では不安定ですが、名前によって心像が安定するのです。

例を挙げて考えてみましょう。

筆者の机の上にはさまざまなものが載っています。

右の方にはメモ用紙があり、右上には画集が向こうを向いています。左側には辞書が三冊ほどあり、左上には新聞や葉書や本が無秩序に積み上げられ崩れています。これらの大きさも形も厚みも色合いも違うさまざまなものの素材にはカミ（紙）という名前がつけられています。薄くて、平らで、かつ弾力があって、その上に字や絵が書ける、あるいは字や絵が印刷出来るものです。

視覚心像だけだと形はさまざまでなかなか掴みどころがありません。

紙の触覚心像もさまざまです。硬いものもあれば、やわらかいものもあり、ざらついたものもあれば、なめらかなものもあります。

聴覚心像も決して一定ではありません。辞書をめくる音と、カードを繰る音では結構違います。破る音も紙の質によっていろいろです。

これらの、感覚処理様式ごとに作り上げられている記憶心像をひとつにまとめるのにカミという記号音が使われているのです。

これは大変な発明です。

人類の進化過程のどこかの段階で自然発生したのでしょうが、でも発明と考えたくなります。大脳が発明した、とても表現せざるを得ない新しい働きです（専門的にはこのように生物に新しい働きが自然に出現することを「創発《そうはつ》」と呼びます）。

ところで記号音て何でしょうか？

われわれの使っている日本語のいわゆる五十音（アイウエオ）のことです。つまり言葉そのもののことです。でも、なぜ記号音なのでしょうか。

面倒ですがちょっと考えてみましょう。

記号とは何かを表すためのシルシです。そのシルシ自体にもともとは意味はありません。このシルシはかくかくしかじかのモノを表します、という取り決めです。何かほかのものを絵や形や音で表すしかけです。

たとえば卍《まんじ》です。

この間、まわりの若い人たちにこの記号の意味を聞いてみたら、ナチスとかドイツとかいう返事が返って来ましたが、お寺という返事がなく、ちょっとびっくりしました。

この曲がりくねった形はもともとはインド、ビシュヌ神の胸毛をかたどったのだそうですが、日本ではずっとお寺の記号です。これを左右にひっくり返した形がいわゆる鉤十字（ハーケンクロイツ）で、一九二〇年代からわずかの間ですが、ドイツに現われた国家社会主義ドイツ労働者党（ナチス）の党章として使われました。記号は約束事で、その形自体には意味がありませんから、たまたま似たような形が日本とドイツでは違う概念を表す記号として使われたのです。ところがナチスの影響があまりに強烈であったため、日本のお寺でも、時々そんなの使うな、などといいがかりをつけられることがあるそうです。

あるいは〒です。

これ、日本人なら誰でも知っている郵便局のシルシですが、江戸時代だと通用しません。日本以外でも通用しません。明治の初め、郵政省（現・総務省）の前身の逓信《ていしん》省が作られた時、テイシンのテを記号化したのです。これも記号です。約束事です。

2　言語の誕生

こうしたさまざまな記号の中で、もっとも重要なモノが言語音です。

日本人はアイウエオという、いわゆる五十音を使いますが、この五十音はすべて記号です。言語音ですから今まで例にあげた卍や〒のように視覚性のシルシでなく、聴覚性のシルシですが、やはり記号なのです。

たとえば、メという音を発音してみてください。

メという音は唇を閉じ、口を少し横に引っ張っておいて、静かに息を吐き出しながら、やはり静かに口を開ける時に出せる音です。ただ口をおとなしく開けるわけです。口を破裂させるように勢いよく息を吐き出すと、ぺに変わってしまいます。やや唇を突き出し加減にして口を開く時間を少し長くし、唇と息とをほんのわずかの時間摩擦させると、べになってしまいます。

このうち、メだけが目を意味するシルシとして使われています。すなわち、メという音を聞くと、われわれ日本人は眼（目）の記憶心像を引き出すことができます。あるいは時と場合によっては芽の記憶を引き出します。似たような音ですが、ぺを聞いても、べを聞いても目や芽を思い浮かべることはありません。

メという音はそれ自体、われわれが発音したり、聞き分けたり出来る大量の音のひとつにすぎませんが、その大量に変化の可能な音の中で、ただメだけが、目や芽という記憶心像と結び付けられているのです。

この、メ＝目、あるいはメ＝芽という結びつきは、卍＝お寺、〒＝郵便局とまったく同じしかけです。人間が取り決めた約束事です。もともとはこのイコールの両側は何の関係もないのですが、長い歴史の中でそう決まっているのです。

メ＝目、メ＝芽は日本人の間だけに通用する約束事なのです。だから記号です。イギリス人に向かってメの意味を聞いても、目を白黒させるだけです。

人間はいろんな音を産生することが可能ですが、このうち一二〇ほどの音を約束事として記号音に用いているのが日本人です。それ以外に可能な音はいっぱいありますが、とりあえず、これぐらいの音だけを道具（日本人同士の約束事）に使っているわけです。

ハの音は歯のイメージ、あるいは葉のイメージ、あるいは刃のイメージを喚起します。

あるいは、アの音は今はそれ自体で独立のイメージは喚起しませんが、昔なら吾（自分）のイメージを喚起しました。今も歌人ならそうでしょう。もっと昔、万葉の頃だと足もアでした。

イは胃のイメージを喚起します。あるいは井戸のイメージが浮かびます。

ウは鵜のイメージを喚起します。あるいは十二支の卯です。

エは絵です。あるいは杓子《しゃくし》や金槌《かなづち》などの柄です。

オは尾です。あるいは緒です。

これらの記号音はひとつの音だけを使っている場合にはわずかの記憶心像しか表せません。

われわれ人間のすごさは、これらの単位的な音を発音出来るだけでなく、さらにこれらの音を組み合わせ、つなげて発音することも出来ることです。始めに例にあげたメで言えば、メ・シと、メと別の音シをつなげて発音することが出来ます。あるいはコ・メと、別の音コを始めにつけることも出来ます。

すると、メは目のイメージを呼び出しましたが、メシは飯、すなわち食事のイメージを浮かばせます。コメだと米です。

もっと長くすることも出来ます。

メ・ダ・カと三個つなげることも出来ます。これだと小さくてかわいい小川の魚のイメージです。最近は減っているそうですが。

もっと長く、シメナワと四つの音をつなげることも出来ます。このつながりは神社の注連縄《しめなわ》のイメージです。

アメフラシと五つつなぐことも出来ます。海にただよう生き物のイメージが浮かびます。

このような記号という道具が使えるようになると、それまでは自分だけの現象であった記憶心像を他人とやりとり出来るようになります。

Aさんがメと言えば、聞いていたBさんもその音のかたまりをメと受け取ります。今度はBさんがメと言えば、Aさんもメと聞き取ります。アメフラシはAさんが発音しても、Bさんが発音しても、Cさんが発音しても、Dさんにはちゃんとアメフラシと聞こえます。逆にDさんがアメフラシと発音しても、A、B、Cさんの誰もがアメフラシと聞き取ります。

Aさんは歯痛に悩まされていて、下あごが腫れ上がった状態でアメフラシと言ったかもしれません。Bさんは面倒くさがりやで、いつもあまり口を開けません。アメフラシもその調子で言ったかもしれません。Cさんは風邪をひいていて、大きなマスクをかけたままでアメフラシと言いました。当然、物理的な音波の形としてはその大きさ、その高さ、ノイズのかぶり方、その速度などそれぞれかなり違っているはずです。決して同じ条件の機械が作動するように、同じ音が三人から発せられたわけではないのです。

それでもDさんはアメフラシと聞き取るのです。

物理的な音の性質がかなり違っていても、それを同じ音と同定するわけです。

なぜこんなことが可能なのでしょうか。心に記憶心像が作り上げられているためです。

われわれ日本人の頭の中には、日本語音一二〇のそれぞれの形に合わせた記憶心像が形成されていて、耳から入ってきた少しずつ微妙に特徴の違う音（知覚心像）をこの記憶心像と照らし合わせているのです。

言語音を区別するための記憶心像は音韻と呼ばれています。

音韻は約束事を処理するための仕組みですから、人為的なもので民族によって異なります。あるいは地域によっても微妙に異なります。

日本人社会、つまり日本語では一二〇くらいの音韻で用が足りますが、この音韻では英語を聞き取ることはできません。約束ごとである記号音の種類が、英語では日本語と違っているからです。持っている記憶心像が違うのです。

言語音が記号だということの意味がおわかりいただけたでしょうか。

視覚的なひとつの形、たとえば卍はそれ自体意味がありませんが、この独特の形を使ってお寺のイメージを代表させるのが記号の働きでした。

言語音の場合もまったく同じで、日本語一二〇の基本的な音の形はそれ自体は音ですから何の意味もありませんが、多くの可能な音のうち、とりあえずこの一二〇の音をおたがいに区別可能な音として、そのそれぞれの形にさまざまなイメージを代表させているわけです。

3 心理現象を共有する

おそらく、言葉のそもそもの発生契機は集団に危険を知らせるとか、集団を移動させるとか、集団を集めるなど、大事な情報を多くの仲間に早く、同時に知らせ、必要な行動を起こさせるためのものだったのではないでしょうか。

「ニゲロ!」とか、「ハシレ!」とか、「カカレ!」とか、「ヤメロ!」とか。あるいは「アッチ」とか、「コッチ」とか。

見てきたような嘘で申し訳ありません。まあ、これはいいかげんな話ですが、こういう言葉も大事ですよね。特に人類誕生の初期段階では仲間の数も少なかったでしょう。常に外敵に滅ぼされる危険にさらされていたのではないでしょうか。正確な通信手段が集団としての行動を可能にし、危険を未然に防ぎ、種族を生き延びさせるのに大いに役立ったはずです。

ニゲロと聞けば、日本語を話す誰もが、少しでも遠いところへ向かって走り出すでしょう。ハシレと聞けば、誰もが両足を地面から浮かして、急速に交代させるという行動を始めるでしょう。トマレと聞けばその動きを止めて、立ち止まるでしょう。

聞くばかりではありません。

自分の方から、ハシレ！　と叫べば、仲間が走り出すでしょう。

コッチ！　と叫べば、みんなが自分の方へ目を向けるでしょう。

さらには、自分の心の状態にも名前がつけられます。

相手の言うことに同意する気分の時には、ハイとかウンとかソウとかヨッシャとか、その時に合わせていろいろな言葉を使います。力が入ると、ハイハイ、ウンウン、ソウソウ、ヨッシャヨッシャと重ねます。自分の気分を表すのですが、社会共通の約束事です。だから相手に通じるのです。

相手の言うことに同意出来ない時はどうでしょう。イヤとかチガウとかイイヤとか言います。これらも自分の心理状態（大きく言えば思想）につけられた名前です。

でも、ハイとくらべると、ちょっとニュアンスが違います。


ちょっと脱線しますが、日本語には不思議なことに、相手と考えが違う時に、自分の心の状態をたった一言で、つまり簡潔に言い表す言葉がありません。

石原慎太郎に『「NO」と言える日本』という著書があります。なぜ彼のような言葉に敏感な小説家がNOなどという外国語を日本語に混ぜるのでしょうか。日本語にNOにあたる言葉がないからです！

ない、と言っても、すでにあげたようにイヤ、イイヤ、チガウ、イイエ、イエイエ、などとありますが、自分は断固否定の気分だ、という強い表現はありません。どれも弱くて、相手に挑みかかるような言葉ではありません。

言葉が社会の約束事である、というのはそういうことです。使う必要がない言葉は、生まれないのです。

NOならNOOOOOOO！と腹の底から叫べそうですが、イイヤでは叫べそうにありません。だから、日本人は否定が下手なのです。強くて、はっきりして、誰でも使える、言い切りの、叫べるような否定記号がないのです。

だから石原さんも、日本語をここに使うことが出来ず、NOと入れたのでしょう。

日本人は日本語を使うわけですから、日本人がNOと言えないのは、言語という記号の性質から言って、当たり前ですよね。「NOと言える日本人」、という表現はその意味でたいへん面白い事実を象徴しています。NOという言葉のない日本人にNOと言えるようになれ！と呼びかけているわけですから。でもNOを日本語にしてしまうのも嫌ですよね。難しいところです。

話を本題に戻します。

カミ、エンピツという言葉は自分の外の世界に実在する客体を記号化しています。ハシレ！　ニゲロ！　などはわれわれの運動のあるパターンを記号化しています。これに対し、ハイ！　イイヤ！　などは、自分の心の状態を記号化しています。客体（カミ、エンピツ）や、客観化出来る動き（ハシル、ニゲル）を記号化するのは、誰の目にも共通に見える事実ですから、比較的簡単だったかもしれません。

言葉のすばらしさは、そうした誰でも共通に確認出来る外在現象だけでなく、自分たちの心の内在状態をも記号化してきたことです。

言葉を手に入れたことで、われわれはすべての心理現象を記号に変換（言語化）して、他人と交流する、という大変な能力を手に入れたのです。

4　記号の落とし穴

言葉は記号すなわち社会的取り決めであるという事実から、さまざまな問題も出てきます。よく効く薬には必ず副作用があります。同じことです。

約束事は守られなければ役に立ちません。

昔々、太古の昔、言葉が発生しはじめたころは、約束事としての使い方はしっかりしていたはずです。そうでなければ、そもそも言葉は出現しなかったはずです。

ところが、人々の交流が進んで、違う社会の違う概念が言葉として入ってくるようになると、言葉はだんだん堕落するようになります。つまり、意味の純粋さがだんだん怪しくなります。

特に現在のように外来語が怒濤のように押し寄せ、しかも、その数があまりに多いので翻訳の努力も追いつかなくなり、その記号をそのまま使うようになると、ますますわけがわからなくなります。言葉はもともと何か、おたがいの心の中に共通の記憶心像があって、それを記号化する、という過程を経て誕生したものです。ある必然性が言葉を発明させたのです。ところが、言葉がどんどん増えだすと、記号だけが覚えこまれ、その記号が立ち上がるきっかけとなったはずの心像のほうは曖昧なまま、という事態が発生します。特に現代はその傾向が極端です。

ＩＴ革命、などと言われても、何のことかわかりません。

インフォメーション・テクノロジー革命のこと、などと言われても、少しも理解は進みません。インフォメーションもテクノロジーも日本語社会の記号ではありません。知らない人がいっぱいいても何の不思議もありません。情報技術革命、などと言われても、情報の意味がわからなければ、やっぱりわかりません。

このようなわけのわからない言葉が氾濫しています。

記号だけは覚えていますが、その相手方であるはずの記憶心像は曖昧なままなのです。このような言葉の使われ方は心にとって大変危険なことです。心の整理に役立つはずの言葉が、むしろ心を混乱させます。心の構造がいいかげんになってしまいます。

外来文化が大量に入ってくるときは、異なる概念を表す記号（言葉）が大量に入ってきます。これを自分の国の言葉に消化するのに時間がかかります。その時間が取れないと、消化不良の言葉が社会にあふれることになります。

明治時代がそうでした。

幕末から明治の初め、ヨーロッパに旅した人たちはそこに見られる珍しい現象を記述し、紹介するのに大変な努力をしています。

明治四年、岩倉具視を特命全権大使とし、伊藤博文、大久保利通、木戸孝允らを随員とする大規模な政府使節団が日本を出発し、欧米を歴訪しました。

その時の書記担当、久米邦武の信じられないほどの詳細な記録が残されています(『米欧回覧実記(1)』、岩波文庫)。いや、大変な苦労をして、日本にないものだらけの外国の事情を記録しています。

最初の目的地、アメリカのサンフランシスコに着いて、ギャラントホテルに入りますが、早速その様子を記録します。

「ガラントホテルは、屋の高さ五層にて、一の支街上を懸架して、両区の地を占たり、造営頗《すこぶ》る精工にして、当州に多く見ざる広廈《こうか》(広い建物)なり」で始まり、ルームを客座、椅子は美榻と書いてチエヤと仮名を振り、理髪店は理髪店と書いてカミキリドコと振り仮名、オフィスは書記房、寝室にベッドルーム、浴室にバスルーム、水洗便所は圊圂と書いてカワヤと振り、さらに括弧してウオートルクロゼット。ガス灯は気灯と書いて、気にガスと振り仮名、窓のレースのカーテンは緗の幔と書いてレースのトバリと振り仮名、さらに「レースとは紗の如く花紋を組織せる布なり」と解説。洗面台については、「顔を洗ふに水盤ありて、機を弛《ゆる》むれば、清水ほとばしり出づ」。

ですが、タオルはてぬぐい、コップは嗽碗など、もう大変です。

いくら日本語(半日本語?)になったところで読む側は実物を目の前にしているわけ

ではありませんから、わかったようでわからないのです。なんだかずいぶん違うらしいな、とはわかったとしても、気灯《ガス》だけから、あの時代のガスランプを思い浮かべることは出来ません。圊匢《カワヤ》（ウオートルクロゼット）から、水洗便所をイメージするのも無理ですね。

それでも彼には高い漢文の素養があり、漢文の知識を総動員して翻訳・紹介につとめています。もし漢文の素養がなければ、もっと大変だったでしょう。

実物の場合はまだなんとかなります。言葉を新しく作るか、日本語音化して貼り付けるかですみます。

抽象的な概念はそうはゆきません。

その文化で自然発生的に育てられてきた概念を、違う文化へ輸入するわけです。その文化では当然共通の概念ですが、輸入する側にはその概念がありません。記号音（名前）だけからその概念を作り出さなければなりません。

明治五年に初版の出た福沢諭吉の『学問のすゝめ』を開いてみますと、英米の概念や習慣を日本に紹介するのに大変な苦労をしていることがわかります。

たとえば、「権利」と「義務」。どちらも江戸時代の日本にはない概念です。福沢はそれを「権義」と翻訳して説明を試みています。

「以上五のものは（各個人に備わっている身体、知恵、情欲、至誠の心、意思の五つ。引用者注）

人に欠くべからざる性質にして、この性質の力を自由自在に取り扱ひ、以って一身の独立を為すものなり」と、自分の力を十分に発揮することの重要さを強調した後、「唯この五の力を用るに当り、天より定めたる法に従て、分限を超えざること緊要なるのみ。即ち其分限とは、我もこの力を用ひ、他人もこの力を用ひて相互にその働きを妨げざるを云ふなり。斯《か》くの如く人たる物の分限を譲らずして世を渡るときは、人に咎《とが》めらるることもなく、天に罰せられることもなかる可し。これを人間の権義と云ふなり。」と、うまく説明しています。

うまくゆかないところは古い漢語を借用して、説明しています。

たとえば、演説。「演説とは英語にてスピイチと云ひ、大勢の人を会して説を述べ、席上にてわが思ふ所を人に伝るの法なり。我国には古より其法あるを聞かず、寺院の説法などは先づ此類なる可し。」などと紹介に苦労しています。ちなみに演説は『周書』に使われているくらいで、中国語としては古いものです。ですが、漢字になったからといって、スピイチの概念が伝わるわけではありません。福沢は慶応義塾に演説館なるものを建てて、スピイチを血肉化しようと試みています。

くどいですが、言葉の本質は任意の記号と一定の記憶心像の結びつきですから、記号の相手方の記憶心像が曖昧なままだと、記号は音韻記憶として覚え込まれるだけになり、意味のない状態が生じます。

しっかり内容を伴っている言葉と、耳からだけ、あるいは目からだけ入ってくる言葉ではその言葉が喚起する心の構造に差が出来てしまうのです。

たとえば、権義という言葉に戻ってみますと、このケンギという音韻系列は社会における人間と人間のひとつの関係のあり方を表しています。しかし、これはアメリカではある程度自然発生的に育った人間関係のあり方で、国民の中に共通の記憶心像が形成されていますが、当時の日本はそのような人間関係を生む社会ではありませんから、日本人の中に共通の心像がありません。記号に対応する受け皿がないのです。

ですから、このような新しい概念は、解説つきの新しい記号としてしか受け入れることが出来

福沢にはわかっていても、読んだ人がその概念を血肉化出来るかどうかは別問題です。そういう社会に生きていないわけですから。

別に当時のアメリカ人がみんな権利と義務の正しい概念を持っていたというわけではありませんが、そういう概念が無理なく浸透する社会ではあったのでしょう。

記号（単語の音韻部分）自体は無意味です。記号だけ見ても、聞いても、何かが理解出来るわけではありません。音韻が自分の中の記憶心像と響きあわないと、意味は出現しないのです。

5 「わかる」の第一歩

わかる、わかったという経験の第一歩はこのように、まずなんといっても言語体験です。ある音韻パターンと一定の記憶心像が結びついていれば、その音韻パターンを受け取った時、心にはその記憶心像が喚起されます。

つまり、わかるためには自分の中にも相手と同じ心像を喚起する必要があります。ひとりよがりの心像を喚起したのでは相手の言葉はわかりません。

そして、相手と同じ心像を喚起するためには、その手段である言葉と言葉の意味を正しく（言い換えれば、社会の約束どおりに）覚えておく必要があります。

単純なことですが、記憶にないことはわからないのです。

言葉（記号音）の内容（記憶心像）を形成しておかないと、相手の言葉を受け取っても、心には何も喚起されません。相手の発した言葉はそれだけでは単なる音です。聞き取る側にも同じような音がむなしく反響するだけです。「わかる」は言葉の記憶から始まります。そして言葉の記憶とは名前の記憶ではなく、その名前の「意味の記憶」です。

わからない言葉はきちんと辞書を引くか、誰かに聞くかして、その都度正しく覚えておかなければなりません。

ITなどという記号をなんとなく雰囲気や脈絡だけから使うのはもっとも危険です。デジタル、アナログ、PCなどという記号をぼんやりとやりとりしていると、そのうちなんとなくわかったような気分になりますが、わかっているのは文脈から立ち上がる輪郭だけで、中身がありません。しっかりした記憶心像はきちんと記憶しておかない限り作れません。

言葉は頭を整理する道具ですが、音だけを気分で使っていると、頭の方がそれに馴れてきて、聞き馴れぬ言葉を聞いても、「それ何？」と問いかけなくなります。頭の中を記号だけが流れるようになります。

その記号の意味を問う、という自然な心の働きがなくなってしまいます。心から好奇心が失われ、心になまけぐせがつきます。もっとも危険な状態ですね。わかる、の原点は後にも先にもまず、言葉の正確な意味理解です。ここをおろそかにしてはなりません。

第 3 章

「わかる」ための土台——記憶

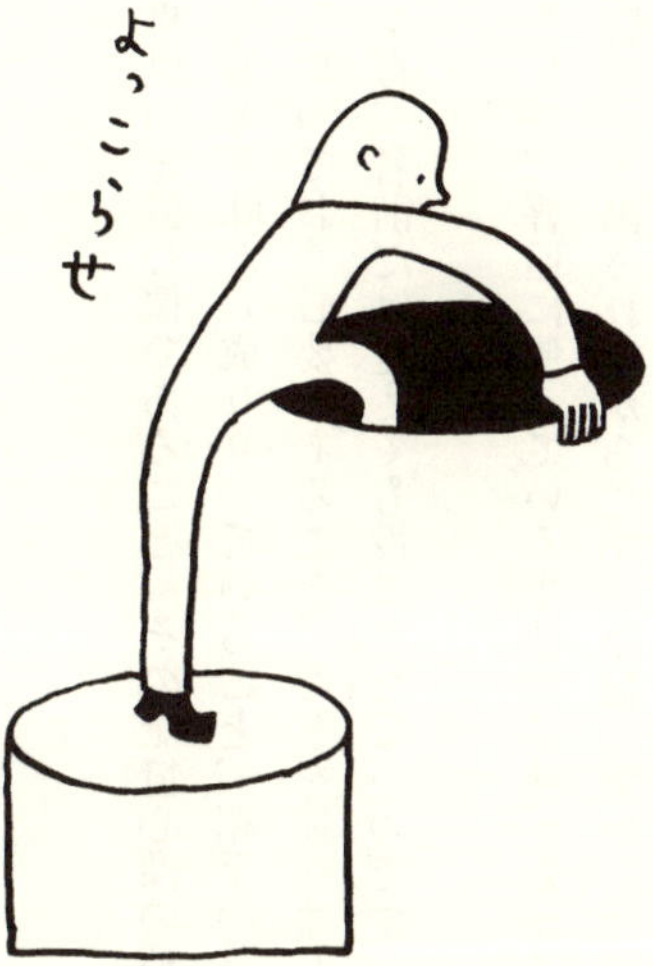

1　記憶のいろいろ

前章では、思考の単位が記憶心像であること、その記憶心像の整理に言葉が重要な働きをしていること、言葉は記号音と意味から成り立っていること、相手の言葉を理解するには社会共通の言葉の意味をちゃんと知っておく必要があること、などを述べました。単語は名前とその内容から成り立っていますから、名前だけ覚えても役に立たないのです。しっかりと内容も覚えなくてはなりません。

知らない単語は別として、普通に使っている単語の意味がわかるのは、その単語を聞いた時、その単語の意味の記憶が引き出されるからです。単語を聞いたとき、たちまち意味が浮かぶわけではありません。耳に入ってくるのは音だけです。つまり記号音だけです。その記号音が自分の蓄えている記憶心像を呼び出してくれるから意味がわかるのです。意味は自分持ちです。

大脳損傷で言葉の意味の記憶が失われる場合があります。言語音の知覚はしっかりしているのですが、その言語音が対応する記憶心像（意味）を喚起してくれなくなるのです。このような状態におちいった人の中には、「目を閉じてください」などというごく簡単な言葉にも応じることが出来なくなる人がいます。音は処理出来ますから、メトジルって？　と繰り返すことは出来ます。しかし、繰り返してみても意味がわからないのです。メに対応する記憶心像、トジルに対応する記憶心像が喚起されないからです。

このように、単語の意味がわかるためには、その記号音を自分が蓄積している記憶心像と照合させる必要があります。その都度、辞書を引いて「あ、わかった」、あるいはその都度人に聞いて「あ、わかった」ではなかなか先へ進めません。自分でちゃんと記憶しておく必要があります。

ところで、記憶心像、記憶心像といっていますが、記憶とはいったいどんな働きなのでしょうか。われわれがモノを覚える、とはどういうことなのでしょうか。あるいはモノを忘れる、というのはどういうことなのでしょうか。

この章では少し記憶一般について考えてみることにします。

われわれの行動はすべて過去の記憶から導き出されます。記憶の長さに長短があるだけで、すべては過去の記憶に依存しています。

歩いていて、足の裏に何かがささると、痛い！　と飛び上がってしまいます。これは反射と呼ばれる現象のひとつです。痛みの神経情報が神経系に入り、痛みから遠ざかる方向に運動指令が出されるのです。反射は名の通り、鏡に当たった光が跳ね返るのと同じノリでつけられた言葉です。「いま足の裏が送ってきた感覚は痛みかな？　熱さかな？　冷たさかな？　どうも痛みらしいな。じゃ足を引くか」などと考えているわけではありません。考えるより前に足が反応します。その決まりきった、すばやい反応を反射と呼んでいます。

しかし、反射も記憶です。本人が生まれてから覚え込んだ記憶ではありませんが、神経系が進化する過程で、障害から身を守るために必要な行動として獲得され、神経回路に記憶として残されてきたものです。動物が哺乳類や爬虫類などと枝分かれする前からの遠い遠い記憶です。

悲しくなると泣けてきます。嬉しくなると笑えてきます。これは情動反応と呼ばれています。情動反応も遠い記憶です。昔、昔、太古の昔、まだ言葉も生まれなかったころ、怒りや恐怖や悲しみや喜びの行動、表情は仲間同士の結びつきに大いに役立ったはずです。同じ行動、同じ表情を共有することで、おたがいの仲間意識が大いに高まったものと思われます。

進化論を打ち立てたダーウィンは犬や猿の情動表現をくわしく観察して、ヒトに共通する情動表現が動物にもあることを明らかにしました。今では当たり前の事実ですが、当時（一九世紀中ごろ）のキリスト教国家イギリスでは、ヒトと哺乳類が同じ情動表現を共有している、などという考えを発表することはものすごく勇気の要ることだったようです。ま、それはとにかく、情動表現も遠い遠い記憶が長い長い時間をかけて、そのための回路を神経系に組み込んできたのです。

哺乳類が犬や猿やヒトに枝分かれする前の遠い記憶が残されているのです。

進化とは記憶の蓄積です。長い時間をかけて、役に立つ記憶が残され、その上へ、その上へとまた新しい記憶が積み重ねられてきたのです。

このように反射や情動反応も記憶のひとつですが、このタイプの記憶は生まれた時にはすでに出来上がってしまっています。つまり遺伝する記憶です。遺伝する記憶とは、最近のはやりの言葉で言えば、遺伝子に組み込まれている情報です。DNAに書き込まれているのです。個人が持っている記憶ではなく、種が持っている記憶です。

こうした種に特有の記憶を抱えてヒトは誕生します。そしてその記憶の上に個体としての記憶を積み重ねてゆくのです。

本章では主題を反射や情動反応のような種の記憶でなく、われわれが普通の意味で記憶と呼んでいる、個体が生まれてから獲得してゆくタイプの記憶に限ることにします。ただ、記憶が進化の流れの中で出現し、時間をかけてその性能を高めてきた機能であり、通常われわれが、忘れる、覚える、などの言葉で表現する記憶は、動物行動という大きな立場からすれば、氷山の一角にすぎないということを強調しておきたいと思います。

さて、この普通の意味での記憶には大きく分けてふたつの種類があります。ひとつは意識に呼び出しやすい記憶で、もうひとつは意識に呼び出しにくい記憶です。

意識に呼び出しやすい記憶とは、別の言葉を使えば、心像化出来る記憶です。その多くはうまくゆけば絵や言葉に表現することも可能です。つまり仲間に伝えることが出来ます。この点を強

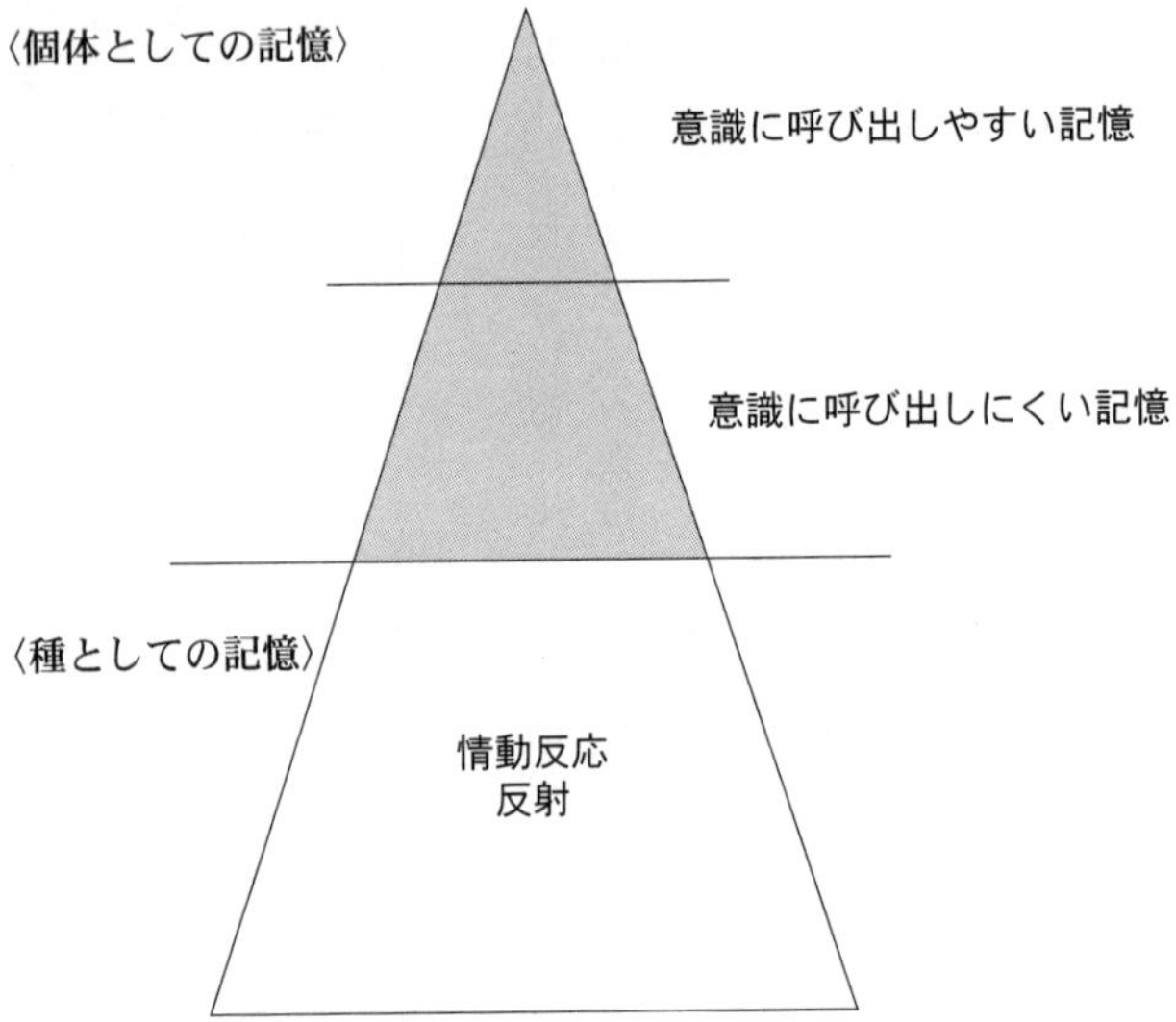

意識に呼び出しやすい記憶（心像化出来る記憶）

↓

陳述性記憶
- 出来事の記憶
- 意味の記憶

意識に呼び出しにくい記憶（心像化しにくい記憶）

↓

手続き記憶（手やからだが覚えている記憶）

記憶の分類.

調して陳述性記憶とも呼ばれます。この記憶はさらにふたつに分けて考えられています。ひとつは出来事の記憶です。もうひとつは意味の記憶です。もちろん、このふたつが心の中で、白と黒のようにくっきり分けられているわけはありません。こちらが勝手に分けるのですが、分けて考えることで少しずつ心の働きが見えやすくなります。

もう一方の、意識に呼び出しにくい記憶、つまり心像化しにくい記憶は手続き記憶と呼ばれています。簡単に言えば手やからだが覚えている記憶です。どうやるのかをはっきり心像化出来ないのですが、やってみると出来る、というタイプの記憶です。行動変化としてしっかり神経系に組み込まれている記憶です。

これらの記憶の特徴をもう少し立ち入って考えてみましょう。

2　意識に呼び出しやすい記憶

（1）　出来事の記憶

出来事の記憶はその名の通り、自分の身に起こる一回一回の出来事を記憶する働きです。

今日、朝七時に起きて、トイレへ行って、洗面をして、家族と話して、服を着替えて、朝食をとって、歯を磨いて、かばんを持って家を出て、電車に乗って、学校へ出て、友達と騒いで、わからない授業を聞いて、弁当を食べて、少し遊んで、また勉強をして、あくびをして、居眠りをして、友達と話をして、先生に叱られて、勉強がわからないのが嫌になって、それでもなんとか終わって、部活をして、電車に乗って、家に帰って、遅い夕食をとって、風呂へ入って、テレビを見て、少し勉強して、服を着替えて、布団にもぐりこんで、ああ今日も終わったかと思う間もなく寝てしまった。

昨日は、日曜だったので、Aと山登りに行った。Aが待ち合わせ場所にいつまでたっても現われず、一時間も遅れて、ごめんごめんと走ってきた。よくもまあ、あんなに待ったもんだ。俺もいい加減お人よしだ。でもまあ、とにかく山へ向かい、二〇〇メートルも登るか登らないうちに雨が降り出して、木陰で動けなくなり、そのままずぶぬれになって引き返してしまった。雷の音と稲妻の光がすごかった。

なーんていうことを覚えている働きです。

このような出来事にはいくつかの特徴があります。

まず、同じことは一回しか起こりません。

朝起きて、食事して……という日常の出来事は、こう書いてしまえば毎日同じことを繰り返しているように見えますが、実際は毎日微妙に違います。温度も明るさもまわりの様子も微妙に違います。目覚ましが三回鳴ってようやく起きる日もあれば、目覚ましが鳴る前に起きる日もあります。暑くて布団からはみ出してしまっている日もあれば、快適で布団の中にくるまっている日もあるでしょう。怖い夢にうなされて目を覚ます朝もあるかもしれません。徹夜に近くなって一時間くらい寝ただけで起きなければならない日もあるでしょう。

次に、出来事ですから時間と場所の情報がくっついています。

たとえば、朝起きて、食事して……という出来事には自室で起き、下の茶の間で家族と食べた、という場所の情報、朝七時頃に食べた、という時間の情報がくっついています。人間は時計ではありませんから、朝七時半などという時間が正確に経験されているわけではありませんが、単に朝とか、まだ暗かったとか、もう昼に近かったとか、なにかの形で時間情報がくっついています。

さらにその時の感情や気分がくっついています。

朝起きるというのも、さわやかに起きられることもあるし、頭の重い感じで起きる日もあります。喜び勇んで起きることもあれば、いやいや起きる日もあるでしょう。同じように見えても、毎日の朝は決して同じではありません。その日その日が微妙に異なる感情を伴っています。

山登りの途中で雨に降り込められた時には、めったにない経験なので、最初はひたすら面白かったのに、だんだんうんざりしてきたことでしょう。そういう感情も出来事にはくっついています。思い出す時はそんな気分も思い出されます。

出来事は出来事だけが起こるのではありません。その出来事の中でいろいろのことを考えます。雨に降り込められた時、もう帰ろうとか、もう少し待ってみようとか、Aがいっそ来なかったらこんなところでずぶぬれにならず、むしろよかったかも、などといろんな考えが心をよぎったことでしょう。これも、記憶されます。

このように出来事は、出来事、場所、時間、その時の感情、その時の考えなどさまざまな情報の複合体です。出来事を思い出す時はこれらの情報が渾然《こんぜん》一体となって思い出されてきます。決して出来事の流れだけがビデオの再生のように心像化されるのではありません。

自分については変化する思考の連続、まわりについては変化する情景（シーン）の連続として記憶が残されてゆきます。これが出来事の記憶と呼ばれているものです。要するに日々の生活の記憶です。

ジェームズ・ジョイスに『ユリシーズ』という作品があります。これは主人公のたった一日の行動とその心の動きを扱った小説です。ただそれだけなのですが、大変な迫力があります。平凡な人の平凡な一日ですが、その平凡さが作者の魔術によって波瀾万丈といってよい物語に変貌します。あるいはマルセル・プルーストに『失われた時を求めて』という作品があります。こちらは主人公が何かにつけて過去を思い出す、という形をとった不思議な小説です。二〇世紀を代表する二大作品が、いずれも個人を主題にし、しかもその主人公の生活の記憶を主題にしているのは興味深いことです。生活の記憶はシーンとして再生出来ます。だから小説にも描けるわけです。

カナダ、モントリオールの神経研究所にワイルダー・ペンフィールドという脳外科医がいました。この人は脳外科医ですから脳の手術をします。必要とあらば脳のかなりの部分を切除しなければなりません。脳には切除しても認知活動にそれほど影響を与えない場所と、かなりの後遺症を残さざるを得ない場所があります。その最大のものが言語です。言語領域を切除すると、後々の社会生活にどうしても大きな影響が出ます。

彼は言語領域の広がりを知るため、手術前の患者の大脳皮質（大脳のもっとも表層。神経細胞がびっしりつまっている）に電極を置いて、そこから直接電流を流し、その時の患者の言語能力

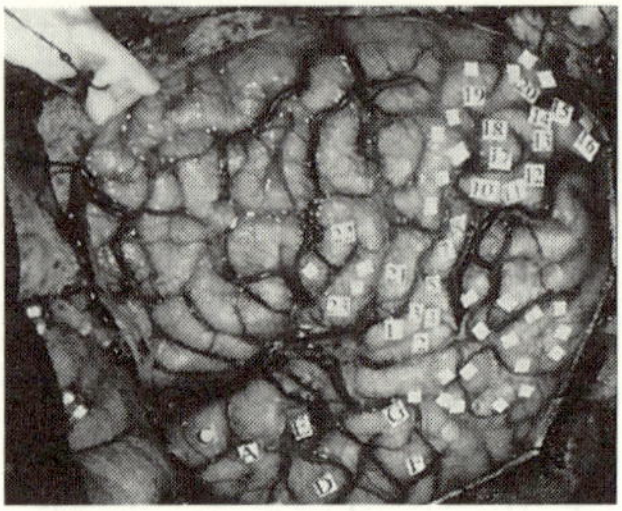

ペンフィールドによる実験.

の変化を調べました。たくさんの神経細胞はおたがい網の目のようにつながっていて、その網の目を小さな小さな電気信号が行き交っています。外から余計な電流が来ると、この部分の神経活動に変化が起きます。言語領域に電流が流れると、それまで続いていた正常な言語活動が中断されます。

たとえば、目の前に次々と示される絵の名前を思い出していたとします。兎、ネコ、電車、新聞……などと名前を思い出してゆきます。この時もし、電極がこの呼称活動に関係ある場所に置かれていて、そこに電流が流されたとしますと、この呼称活動が中断されます。名前が浮かばなくなったり、間違った名前が出てきたりします。

手術のために頭蓋骨を開いて、大脳を露出したとしても、大脳にはここが言語領域だ、などとは書いてありません。どの部位がどんな働きをしているかは、厳密には個人によっても違います。ペンフィールドが始めたように、手術の度ごとに、電極を置き、電流を流して、その時の認知活動の変化を確かめるしか、大脳の機能領域を確かめる方法はありません。言語領域だとわかれば、その領域はなるべく切除しないようにしながら手術を進めるわけです。

さて、このような過程の中で、彼とその仲間たちは大変興味深い事実を見つけました。大脳のある特定の部位を刺激（電極に電流を流す）すると、患者が不思議なことを言うのです。たとえば、ある患者は「今、誰かが歌っています。子供の頃聞いた歌です」などと訴え、ある患者は「どこかの事務所にいます。机が見えます」などと訴えるのです。すなわち、ある情景、それも過去に経験した情景が電気刺激によってなんらの前後の脈絡なしにいきなり意識に呼び出されるのです。筆者流にいえば心像化されるのです。

ペンフィールドはこのような場所は生活の記憶が蓄積されている場所であろう、と考えました。しかし、これには異論もあります。この現象をどう解釈するかはそう簡単ではないようですが、外部からの電気刺激によって、ひとつのシーンがありありと呼び出されたという事実が重要です。

そのシーンが実際の生活の記憶の一部であれ、その時作り出された情景であれ、大脳には複雑な出来事をまとめて心像化する働きがあるのです。このような働きが出来事を記憶する能力の土台を形作っていると考えられます。

（2）　意味の記憶

出来事の記憶に対して、意味の記憶と呼ばれている記憶があります。出来事は移り変わる生活の流れですが、意味はその中の変わらない部分です。生活に必要なさまざまな概念や約束事の記憶です。

意味の記憶には三つくらいの種類が考えられます。もっとあると思いますが、とりあえずは三つくらいに整理してみましょう。

①ことがらの意味

どう呼べばもっともわかりやすいのか、なかなか難しいのですが、ことがらの記憶とでも呼びたいタイプの記憶があります。

あるまとまりを形成していることがらが、そのまま記憶されており、それを呼び出しさえすれば、その記憶の働きは終了する、というタイプです。大学受験などに、暗記ものと呼ばれる科目があります。一夜漬けででも覚えておけば、なんとか答えが書ける、というやつです。それとやや似たところがあります。

たとえば、今、出来事の記憶、あるいは意味の記憶と言いました。

この「出来事」という漢字列をまとめて、デキゴトと読むことができるのは、この読み方が記憶として蓄えられているからです。

「出」「来」「事」の三個の視覚形態がこの順番で並ぶと、その三個の文字が「デキゴト」という音韻を呼び出します。そういう約束になっており、そう覚え込んだのです。さらに、デキゴトという音韻が「何かが出現し、何かが起こる」という意味を喚起します。

この働きは前章で考えてきた名前の働きそのものですよね。こうしたことがらの記憶は出来事を覚えるのと性質が違います。出来事は時々刻々の変化の記憶です。ビデオや録音テープに記録してゆくのに似ています。いっぽう、意味の記憶はいったん覚えればそうそう変化しません。特に記号などになると、まったく変化しません。しっかり覚えればそれでおしまい。後々まで使えます。

漢字や仮名やローマ字や数字の記憶、これらが意味記憶の代表です。

書店には膨大な書物が並び、それぞれ違う内容を知らせようとしています。歴史もあれば、文学もあり、科学もあれば政治もありますが、ここに書き込まれていることは、もしわれわれがそれを取り込むとしたら、すべて意味の記憶として取り込み、保存されます。

本屋を例に持ち出すのは古い人間であることの証拠で、読者は笑うかも知れませんが、情報源を電波メディアに変えても、事情は同じです。テレビやラジオやインターネットで飛び込んでくる知識も、すべて意味の記憶の特徴を持っています。

記号と、記号を媒介にして取り込まれるもののすべては意味の記憶です。つまり、知識と呼ばれているものはすべて意味の記憶、ということになります。

豊臣秀吉、旧石器時代、ビートルズ、アラスカ、火星、宇宙船、引力、酸素、三宅島、象、ネズミ、手塚治、手術、へそ、怪我、第二次世界大戦、モナ・リザ……。

などという言葉を聞くと、それぞれ何かしらイメージが湧きますよね。湧かない言葉もあるでしょうが、たいていはなんらかのイメージ、あるいは概念が浮かぶでしょう。これは、それぞれの言葉が心に作られている意味の記憶を賦活するからです。これらの意味はおたがいには大して脈絡がありません。ひとつひとつがそれだけで、ある意味のかたまりを作っているのです。連続する表象と違い、切れ切れのかたまりになっています。出来事が時間軸上に縦並びになっているとすれば、知識は全部横並びです。

意味の記憶のもうひとつの特徴はかなりの部分が社会共通です。出来事の記憶はこれに反して、個人的なものです。阪神・淡路大震災、三宅島大噴火、シドニーオリンピック、などという社会的な出来事もありますが、これが個人的な出来事の記憶になることはありません。その場にいなかった多くの人にとってはニュースから得た知識にすぎません。つまり、意味の記憶に属するタイプの記憶です。

意味の記憶は出来事の記憶のように、一回だけ起こって二度起こらないタイプの経験の記憶とは違って、何度も繰り返し経験することで少しずつ作り上げてゆく記憶です。

習い、覚えるといいますが、習うという言葉には繰り返すという意味が入っています。『論語』でおなじみの「子曰く、学びて時にこれを習う、またよろこばしからずや」の「習う」です。意味の記憶は習い、覚えてゆくものです。

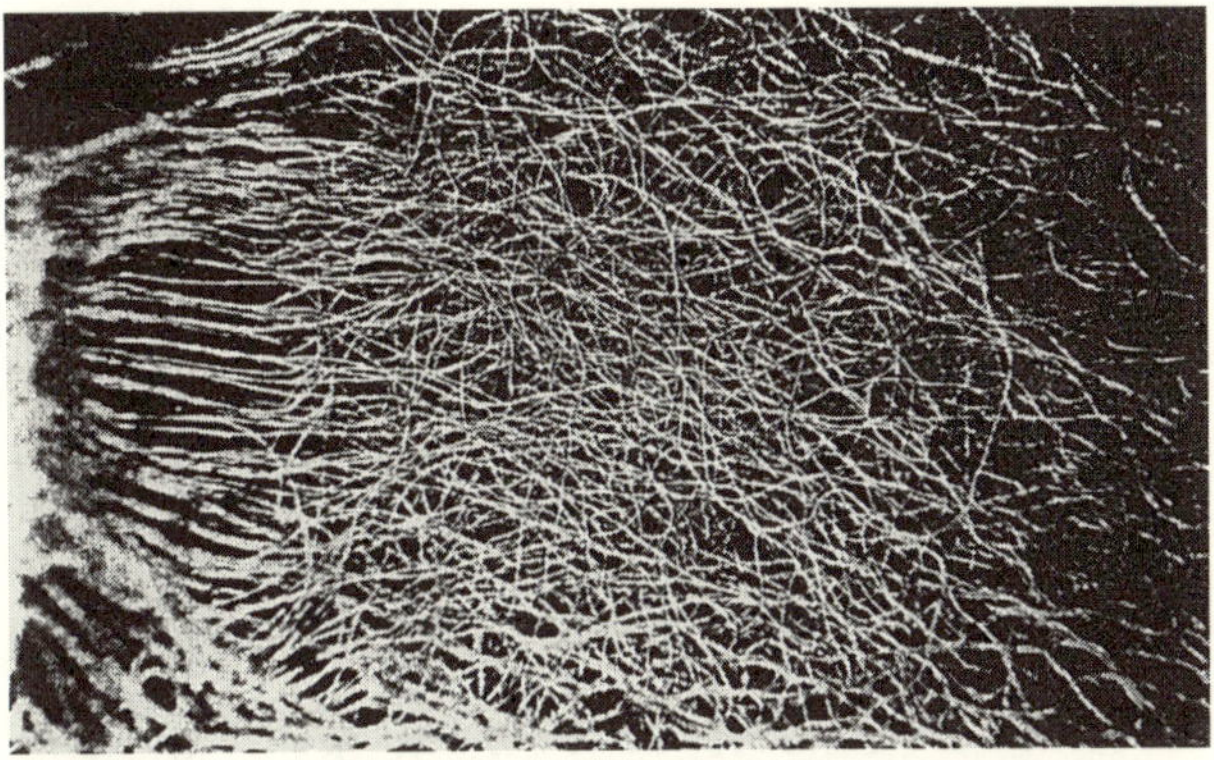

強固なニューロンの網の目ができる．（Kandel E.R., Schwartz J.H., Jessell T.M. 編集，Principles of Neural Science, 第３版，Prentice-Hall International Inc., London, 1991. より．）

繰り返すと同じ神経回路が活動します。これは神経系の働きの特徴です。同じ神経回路が興奮すると、その回路を作っている神経細胞と神経細胞のつながりは段々強固になります。忘れにくくなります。一回だけの記憶だと忘れてしまうことでも、繰り返せば忘れなくなるのです。

われわれが日本語を何不自由なく使えるのは、生まれてから物心つくまでに毎日毎日繰り返して習い、強固な神経回路を作り上げてきたからです。

ところで、意味の記憶は、なにも外から教えられ、学習したものだけで成り立っているのではありません。自分で作り上げてゆく意味の記憶があります。

たとえば、あなたにBという友達がいるとします。

この人とあなたは知り合ってもう三年くらいに

なります。ほとんど毎日顔を合わせ、一緒に勉強したり、遊んだりしています。

Bとあなたには色々の共通の出来事の記憶があるでしょう。

一緒にラーメンを食べたこともあるし、一緒に旅行したこともあります。喧嘩をして口をきかなかったこともあるでしょう。

あなたの心の中にはそれらの出来事の記憶に重ね合わせて、三年前から今まで、変わることのないBという人物のイメージが出来上がっているはずです。繰り返しの出会い（出来事）から抜き出されたBの人間像です。これがBの意味記憶です。

あるいはあなたの父親のイメージです。

時には黙りこくっているし、時には酔っ払って歌を歌っているし、あまり話をしたわけではないけれど、病気の時には会社を休んで病院へ連れて行ってくれたこともある、そういうバラバラの出来事の記憶に登場するあなたの父親です。あなたの頭にはこのような個別のシーンを離れた、もうちょっと共通のイメージとしての父親が出来上がっているでしょう。案外、顔などはそのイメージの重要な部分を成していないかも知れません。その父親像は多分、出来事の記憶に合わせて少しずつ年をとってゆく、というものでもないでしょう。具体的な、というより、なんかもっと概念に近いものです。父親と自分との間に起きたさまざまな出来事の記憶の中で、自分にとって重要だった部分だけが重ねられ、イメージのかたまりを形作っています。これが意味の記憶です。父親の定義は、法律的には、自分の戸籍の「父」という項目の下に書いてある名前、ということかもしれません。あるいは生物学的には、自分のお腹を痛めて産んでくれた母親の、その妊娠の原因となった男、ということかも知れませんが、そういう「父親」という言葉の辞書的、あるいは社会的知識とはまったく別の、自分の心が育てる、「自分の父親」の心理的イメージです。外から学ぶ知識ではなく、自分が作り上げる意味です。

意味記憶の多くは、自分の親友B、あるいは自分の父親の概念（意味）を作り上げるのと、多かれ少なかれ同じやり方で作られてゆきます。

つまり、出来事記憶として繰り返されるうち、重なり合った部分が共通の心理イメージとして抜き出されてゆくのです。

たとえば子供が色を覚える時を想像してみましょう。子供は最初から色を知っているわけではありませんから、必ず、いつか、どこかで、最初に色の名前と出くわすという出来事があります。いつか、どこかで、「これがアカよ」「これがアオよ」と教えられるわけです。

もし、それだけなら、それは出来事の記憶です。この色紙を「アカ」と言い、別の色紙を「アオ」と言った、という、具体的な一回かぎりの出来事の記憶です。その時手にさせられた具体的な一枚の紙の色と「アカ」という名前のつながりの記憶です。

ところが、実際の生活では、いろいろな色がアカと呼ばれています。アカは絶対的な色彩ではありません。相対的なものです。ピンクがかっていてもアカと呼びますし、ややオレンジがかっていてもアカと呼びます。

アオの場合はもっとひどく、緑をアオと呼ぶこともあります。交通信号はアオで渡ることに決められていますが、あの色は英語圏ではグリーン（緑）と呼ばれています。

このように、どのような色彩、色調をアオと呼び、アカと呼ぶかは、何度も色と名前の組み合わせを教えられ、経験するうちに、固定した絶対的な色でなく、いろいろなニュアンスを持つ複数の色に共通する特徴に対してアカという名が与えられ、また違うニュアンスを持つ一群の特徴に対してアオという名が与えられるのだ、ということを理解するようになります。繰り返しの中から、ある共通特徴だけが抜き出されるのです。自分の頭が作り上げたその特徴（イメージ）がアカの意味であり、アオの意味なのです。

前章で取り上げた権利などという言葉の意味は、一回教えてもらっただけでは、あるいは一回教科書を読んだだけでは、よくわかりません。

何かの時に友人が「俺にだって権利はあるからな」などと言っているのを聞き、また何かの時に「みなさん、一票の権利を行使しましょう」などと宣伝カーが叫んでいるのを聞き、また何かの時に「権利だけを声高に主張するこのごろの風潮」などという記事の一節を読み、という経験を繰り返しているうちに、これらのそれぞれ異なった状況・文脈で使われている権利という言葉が自分の頭の中で重ね合わされます。そしてどの文脈にも共通する「権利」の意味が出来上がってくるのです。「社会が自分に許しているある種類の行動で、その考え方に沿って行動した時に、たとえ誰かと衝突することになっても、誰からも非難・攻撃されることのない行動」とでもまとめられそうな概念が作り上げられてゆきます。

意味の記憶はこのように、具体的な経験を積み重ねるなかで、個別の経験の記憶(これは出来事の記憶)が消し去られ、重なり合っている共通の部分だけが抜き出されて作り上げられてゆきます。

②関係の意味

ものごとはことがらだけではありません。ことがらとことがらの関係がどうなっているかを理解することも重要です。われわれはみんなさまざまな関係の中に生きています。われわれの外にあるすべての事物もそれぞれ関係を保って存在しています。

たとえば、人間(ことがら)にはさまざまな関係があります。

親子という関係、子からみて父親・母親、祖母・祖父、さらに曾祖父・曾祖母という関係、親からみて、息子・娘、少し離れて孫、もっと離れて曾孫、という関係。少し斜めの関係になると、子からみて、叔父・叔母、あるいは伯父・伯母という関係、あるいは従兄弟・従姉妹の関係、親からみて、甥・姪の関係などなどいろいろです。

オジには母親の方と父親の方があります。祖父母のどちらかに兄弟がいるとオオオジ、姉妹がいるとオオオバです。オジというのは父親の側で言えば、父親の兄弟を表します。文字表現はもっと細かく、両親の兄弟でも、兄なのか弟なのかで、区別しますよね。兄は伯父と書き、弟は叔父と書き表します。この、人間と人間の関係が理解出来ないと、オジの意味はわかりません。この意味は空間的関係としてイメージ化されています。オジと聞けば、その空間的関係がイメージ化され、理解されます。この空間関係がイメージ出来ないと、オジは自分の両親の兄弟というふうにいちいち順序を踏んで考えることになります。

われわれはこの言葉を関係だけにあてはめて使うことが出来ます。たとえばお父さんという言葉の使い方を考えてみてください。父親が自分の子供に向かって自分のことをお父さんと呼びます。この場合、もちろん、その言葉を発している本人（父親）のお父さん（子供にとっては祖父）は意味されていません。子供がお父さんと呼んでいる人物（本人）のことを、子供の立場から子供と同じようにお父さんと呼んでいるわけです。

この呼び方は子供のいる家族では夫婦の間にも広げられます。

夫は妻を子供の立場に合わせ、お母さんと呼びます。妻も夫をお父さんと呼びます。

脳損傷などでは、このような使い方が意味理解に混乱を来すことがあります。

ご主人おいくつですか？　お父さんですか？　お父さんは五〇歳です。

じゃ、あなたのお父さんはおいくつですか？

私のお父さんですか、ですから五〇歳です。

そうじゃなくて、あなたの父親。

わたしのお父さん？

子供の目で夫をお父さんと呼んでいた、その使い方（意味）が定着してしまって、本来の父親の意味がすぐには浮かばないのです。関係を表す言葉を固有名詞のように使っていたのが、意味理解の混乱の原因を作っています。

数は順序あるいは量を表す概念ですが、順序はもちろん量についても、異なる数同士の関係を理解することが意味形成につながっています。

1という数は2という数があって初めて理解出来ます。

2は3という数があって初めて理解出来ます。

3は4という数がないとイメージ出来ません。

おたがいに比べる関係がないと、概念自体が成立しないのです。

脳損傷などでは、損傷の部位によっては、ただナナと聞いても、数のイメージが浮かばないことがあります。数を表すということはわかっても、数の意味が理解出来ないのです。このような場合は1、2、3、4、5、6、7と順番に指を折り、7まで到達してやっと7という順序のイメージが浮かびます。あるいは紙の上にマルをひとつ、ふたつと描いてゆき、七個目にやっと7という量のイメージが浮かび、納得します。7という数字の意味がナナ自体だけでは引き出せず、7に至るほかの数との関係を新たに確認し直さないと、ナナの概念が喚起されないのです。

0という記号の発見は人類にとって画期的なことだそうですが（『零の発見』という本がありま す）、発見だということはそれまでは0という概念はなかった、ということです。

0は1の手前ですから、そこには何もない、ということですよね。何もないことに0という記号をあてて、ないことを数のひとつとしてしまったわけです。

この記号0、あるいはゼロという言葉の意味は、仏教などで知られている「無」とか「空」とははっきり違います。ある単位的なものを数えるに当たって、順番あるいは量の基準として仮定された概念です。

0は具体的に摑んだり、見たり、数えたりすることが出来ません。ほかの数の概念が成立して初めて理解出来るわけです。

身体の各部分についての名前も関係を理解することが出来ないと、意味が摑めないもののひとつです。

ヒジという言葉は普通の用法だと、腕を屈伸するときの関節部分のうち、外側の部分を指します。ヒジデッポウをくらわす、というように使われます。解剖学的には同じ部分の内側にも使います。この言葉の意味を理解するためには、ヒジの上下、つまり上腕と前腕の関係を理解しなければなりません。上腕と前腕がイメージ出来て、初めてその間の可動部分がイメージ出来ます。

テもそうです。身体全体とそこから伸びている四本の長い可動部分のうち、上の方の可動部分で、手首から先の部分を普通にはテと呼んでいますが、関係が理解出来ないと、テの意味を正確には把握出来ません。

空間的な関係をイメージしないと、意味が作れないのです。

空間関係とその働きが意味形成の主要な契機になっていることは、テの意味が時には上肢全体に対して使われることがあることからもわかります。

「さあ大きくテを振って歩きましょう」とか、「質問のある方はテを上げていただけますか」などという使い方の時は、上肢全体をテと考えています。

テの平（手のひら）、テの甲（手の甲）などという使い方の時は手首から先だけをイメージしています。

このように手首から先だけにテの意味を限定しているときは、テ以外の上肢にはウデという言葉が用いられます。

ウデでテ以外の全部を表していますが、もう少し細かく呼ぶときはヒジから下をウデ、ヒジと肩の間は二のウデと順番をつけて呼んでいた時代もありました。今はあまり区別せず、全部ウデと呼ぶ方が普通です。正確には前腕、上腕という言葉も用意されています。

このように関係を表す概念は、ことがらのように個別的で分離出来るタイプの概念とは、心像化のされ方が異なります。ヒジやテの意味は独立で心像化することは出来ません。常にほかのものとの関係の中で心像化されます。全体の中に占める部分の空間的位置関係の理解が出来て初めて成立するのです。

空間関係が意味の本質ですから、その関係を表す用語の使われ方も結構融通が利きます。テに二通りの意味が生じたり、ウデにそれ以上の区別があったりなかったりするのは、そもそもの意味が空間的関係に割り当てられたものだからです。

ですから、逆にテという言葉は人間以外の身体関係にも抵抗なく応用することが出来ます。犬の前足は人間の手とはずいぶん違う形をしています。ですがわれわれはごく自然にこの前足に手という言葉を使います。オテなどと呼びかけます。前足というモノ自体でなく、後足との関係において手に相当する部位を手と呼んでいるわけです。

さらには「鍋の手」とか、「その手のところを持って」とか、「それに手をつけたら使いやすい」などと、人間とはまったく関係のない物体にも使います。

このような芸当は特定のモノだけをひとつのことがらとして心像化し、それを概念として記憶しているのでは到底出来ることではありません。モノとモノとの相互関係が心像化され、それが概念化されているからこそ可能なのです。

モノとモノとの関係を空間関係としてイメージ出来る能力がこのタイプの意味理解能力の土台となっています。

③変化の概念

変化の概念も記憶の重ね合わせの中で抜き出される重要な意味記憶のひとつです。

赤ちゃん相手の遊びにイナイイナイバーというのがあります。たいていの赤ちゃんは大好きで、いつまでも続けるようにせがむので、こちらが疲れます。隠れたり、見えたり、という変化に赤ちゃんは異常に興奮します。そして遊びの中からイナイという概念を獲得します。

この概念が成立するには、イルという反対概念が必要です。イルがあって、イナイがあるわけです。イナイけれども、それは動きの一部であり、見えないけれどもイルはずなのです。その証拠にまたバーと、陰から顔が現われます。連続する動きの中で、実際には存在しているのですが、一時視界からは消えることをイナイと概念化するのです。

ピアジェという発達心理学者は、視界から消えたり出たりするものが恒常性のある同一のものだ、ということを理解出来るようになるには、ある程度の年数（つまり経験）が必要であると言っています。最初から理解出来るわけではないのです。最初は視界から消えてしまうことイコールなくなったと考えます。見えたり見えなかったりの経験が積み重なることで、見えない時にも、いまさっき見えていたものは障害物の向こう側に存在しているのだということがわかるようになります。

この恒常性あるものの一時的な不在の概念はカクレル（隠れる）という言葉で言い表されています。あるいはカクス（隠す）と言い表されています。

カクレルはモノではありません。そこにはないのですから指差すことは出来ません。モノとモノとの空間関係でもありません。モノや関係とはまた別の概念です。同じモノの時間的な変化が心像化されたものです。

昔々その昔、わが国の最高神アマテラスオオミカミは機嫌を損じて天の岩戸の向こう側へカクレてしまったことがありました。この神話がよく言われるように皆既日食を象徴化したものだとすれば、われわれの祖先は太陽はただ視界から見えなくなっただけで、実は存在し続けているはずだと考えていたことがよくわかります。カクレルという表現がそのことを教えてくれます。

同じモノが場所を移動する現象はウツル（移る）と名づけられています。あるいはウツス（移す）と名づけられています。カクレルも移動の一種ですが、今どこに存在するのかがはっきりしません。移動先が想定出来る場合がウツルという概念にまとめられています。

モノの変化や動きはまさに千変万化ですが、われわれはそのすべてを概念化するわけではありません。共通特徴を持つ変化や動きだけを抜き出して、心像化し、その部分にだけ名前をつけているわけです。

モノが空間の占拠体積を増加させるときも、その理由によって概念を整理しています。数が多くなって体積を増大させる場合はフエルといいます。同じモノが体積を増加する場合はフクレルといいます。反対に数が減少する場合にはヘルといいます。同じものが体積を減らす場合はチヂムといいます。

自分や動物の動きについても、共通の変化を心像化し、それに共通の言葉を貼り付け、記憶します。

ハシルとアルクは違います。走るは両足が地面を離れることがありますが、歩く場合はどちらかの足が地面を離れることはありません。ですが、われわれはこのような定義から歩くと走るを区別するのではなく、自分の経験に照らしてごく自然に歩くと走るの心像を作り上げ、その心像に名をつけます。定義は後から来るものです。

スワルとシャガムも違います。スワルでは尻がつきますが、シャガムでは尻は浮いています。これらの動きの反対はタツです。動きや変化の概念はひとつの言葉だけでは表せないのが特徴です。その変化の前の過程と後の過程が概念化されて記憶されないと、ひとつの言葉だけでは意味が出現しないのが重要な点です。スワルとタツで言えば、スワルという前の過程が、タツという次の変化と対比される、あるいはタツという前の過程がスワルという次の過程と対比出来るから、その概念が成立するのです。つまり、動きがイメージ出来なければ意味も成立しません。

これが変化を表現する語彙の特徴です。あるいは動詞と呼ばれる言葉の特徴です。変化がイメージ出来ることと、動詞概念の成立との間には強い関係があります。

逆に言えば、このような時間軸上での変化のイメージがうまく作れなくなると、言葉は知っていてもその意味が怪しくなります。

大脳損傷ではノバスとマゲルという簡単な言葉の意味が失われることがあります。腕を曲げる、腕を伸ばすという言葉がそれに対応する動き、あるいは変化のイメージを呼び出せなくなってしまうのです。あるいは手をヒラク、手をニギルという対比的な語彙も、その意味が曖昧になり、開いて、というと握ったり、握ってというと開いたり、ランダムな動きになってしまうこともあります。どちらかだ、とはわかるのですが、それ以上に特定出来なくなります。

3　意識に上りにくい記憶

記憶にはもうひとつ大事なものがあります。何かをやる時の手順の記憶です。

たとえば九九を考えてみてください。誰もが子供の時に暗記させられる、ニニンガシ、ニサンガロクのあのククです。

九九八十一（クク・ハチジュウイチ）は9カケル9のカケル（×）を省略して覚えているわけですが、さらには9＋9＋9＋9＋9＋9＋9＋9＋9という手順を省略してその答えを覚えてしまっているわけです。四八三十二（シハ・サンジュウニ）は4×8、つまり4＋4＋4＋4＋4＋4＋4＋4の省略です。これをいちいち9×9すなわち9＋9＋9＋9＋9＋9＋9＋9＋9と計算していたのでは身が持ちません。暗記しておいた方が後々ずいぶん助かります。

「カケル」に戻って考えてみますと、これはある手続きを意味しています。たとえば「四に二をカケル」、あるいは「四カケル二」という時のカケルは、「神様に願をかける」、「壁に絵をかける」などというカケルとは違って、「四を二回たす」という手続きを意味します。ほかの意味はありません。われわれの祖先は四カケル二の計算の手間を省くために、四二八（シニガハチ）あるいは二四八（ニシガハチ）という暗記表を作り上げたわけです。

ワルも同じです。四ワル二のワルは4という数、あるいは四個のモノをふたつに割る、あるいはふたつに分けるという手順を意味しています。四ワル三は四を三つに分けることを意味しています。三なら三つに割れますが、四は三つに割れません。この時は四ワル三の答えは一ずつに分けるとどうしてもひとつ余るので、答えは一余り一ということになります。

このような、カケルとかワルという手順は一回聞いても覚えられるものではありません。何度も何度も教わって、何度も何度もやってみて、そのうちにその意味が定着してゆくのです。事物の意味や、運動の意味のように視覚的にイメージが浮かぶわけではなく、このやり方で進んで行けば、この問題は正しく処理出来、今浮かんでない答えに到着出来る、という手順の記憶です。

同じように、記号の操作を手順化したものがいっぱいあります。数学などはほとんどが手順の記憶です。最初はモノのイメージなのです。三個の具体的なリンゴ、あるいは三匹の具体的な犬なのですが、その具体的イメージから3という数だけが抽象化され、概念化されます。

あるいは、最初は三個の具体的なリンゴにもう三個を加えて六個になった、あるいは三匹の犬にもう三匹が寄ってきて六匹に増えたというイメージなのですが、そのうちリンゴや犬のイメージは捨てられて、三タス三、または3＋3という手順に抽象化されるわけです。

このような手続きを作り上げてしまうと、もう具体的なイメージを喚起する必要はなくなります。代わりに数を数えるやり方だけを覚えておけば、あるいは数を足すやりかただけを覚えておけば、頭にイメージ出来なかった量をもイメージ出来るようになります。

最初は指一〇本くらいの数しかイメージ出来ませんが、アラビア数字の表記法をマスターすれば、一〇〇もイメージ出来、一、〇〇〇もイメージ出来、一〇、〇〇〇、〇〇〇などという量もイメージ出来るようになります。手続きによって意味が喚起出来るようになるのです。日本国家の赤字が何百兆円だと言われてもピンときませんが、一〇〇、〇〇〇、〇〇〇、〇〇〇、〇〇〇と並べてみると、少しわかったような気になります。実際には目の前に一〇〇兆のモノを並べることは出来ませんが、手順を踏むことで想像力を動員出来るようになります。

文を読んで、理解出来るのも手順の記憶を積み上げてきたからです。

今、こうして筆者が書き、一年か二年後にはなんとか本の形となって、読者のあなたが読んでくださるであろう、この文です。文は単語とは別の意味を運びます。いたずらにただ単語を連ねても文にはなりません。

筆者がもし、「単語をただなりません文には連ねても」と書いたとしたら、読者のあなたは意味がわからず、なんだこれ、と放り出すでしょう。

「ただ単語を連ねても文にはなりません」と並べるか、「文にはなりません。ただ単語を連ねても」と並べるか、「ただ単語を連ねても、なりません。文には」と並べるかでないと、意味はとれません。最後の文はやや苦しいですが、なんとか意味が取れるでしょう。取れない人も出てくるかもしれません。

数学のようには世界共通の明白さはなく、かなり暗黙的なものですが、日本語ならば日本人仲間の間にちゃんと単語の並べ方についての約束事が成立していて、その手順にしたがって言葉を並べないと、相手にはわからないのです。

読む側は単語を順番に頭へ流し込んでゆきますが、流れ方が悪いと、受け取れなくなります。自分が物心つく前から育ててきた言葉を並べるときの手順と合わないものは、頭が受け入れません。単語のひとつひとつは意味を運んでいますが、そのひとつひとつの意味がつながらなくなります。

「ただ」という単語は「ただ単語を」という順序で入ってくれれば、理解出来ますが、「ただなりません」とつながれても、自分の頭にはそんなつなげ方の記憶（手順の記憶）はありません。だから思考の流れが停止してしまいます。

このような言葉のつなげ方の手順は文法と呼ばれています。文を作るときの、あるいは文を理解するときの法則です。かなり融通の利く経験的法則ですが、やっぱり法則です。この法則を破ると意味がとれなくなります。

「田一枚植えて立ち去る柳かな」

という芭蕉の句は名句として知られていますが、お恥ずかしいことに筆者には最初なんのことかさっぱりわかりませんでした。

この句には、話し言葉に使われる単語のつなげ方についての手順の記憶は通用しません。

俳句愛好者の人たちが作り上げてきた言葉のつなげ方についての約束事、あるいは俳句の読み解き方がわからないと理解出来ないのです。

この句は「田一枚植えて」で一回切って、水田ひとつ分のイメージを喚起し、そこにしゃがみ込んで稲の苗を植えている人たちをイメージします。ついで「立ち去る」を切り取って、その人たちが田植えを終了して帰ってゆく姿をイメージします。最後にそこまでのイメージを消し去って、「植えられ終わった人気のない水田と、その横に立つ柳の木」をイメージします。

このような俳句独特の読み解き方がないと、さっぱりわからないのです。

筆者はこの句を、立ち去る柳、とまとめて読んでいました。そのため柳の木が田植えにやってきて、田植えをして、またどこかへ帰ってゆく、という遠野物語みたいなシーンをイメージして、わけがわからなかったことを思い出します。

このように言葉のつなげ方も重要な手順の記憶です。決して一度で覚えられる記憶ではありません。毎日毎日繰り返して言葉を聞き、自分も毎日毎日繰り返し言葉を使うという生活の中で、共通のつなげ方が抜き出され、手順の記憶として定着してゆくのです。

繰り返しているうちに、脳が手順を抽出してくれる、という言い方も可能でしょう。われわれは文法を文法書によって覚えるのではありません。日常の経験の中で自然に抜き出してゆくのです。文法書はそのようなわれわれ日本人の心に共通する約束事を記録したものにすぎません。

4 記憶がなければ「わからない」

ここまで述べてきたいくつかの記憶の関係を整理してみましょう。

われわれは毎日見聞きしたことを、これは出来事の記憶、これは意味の記憶、これは手順の記憶と振り分けて、記憶しているわけではありません。

われわれが経験することは最初はすべて出来事として記憶されます。最初はなんでも初めて、ある場所で、ある時間に経験します。そのうち、似たような経験が繰り返されると、重なり合う部分が出てきます。それだけでははっきりしたイメージになりませんが、それに名前をつけることで、ほかのイメージと区別されるようになります。これが意味の記憶です。ですから名前がついているものはたいてい意味の記憶です。

意味の記憶は繰り返しの中からどちらかといえばごく自然に作り上げられます。

一方、手順の記憶はその言葉どおり、手が必要です。すなわち実践です。繰り返し繰り返し実際にやってみることでしか、蓄積出来ません。

繰り返すことで、身体がそのやり方を覚えてしまいます。そうなると、途中の細かい部分はいちいち意識に上らなくなります。はじめのうちはやはり出来事の記憶として一回一回経験されますが、繰り返すうちにその手順は大脳の神経の流れに組み込まれてしまい、意識には上らなくなります。意識に上るのは最初と最後だけで、間は省略されるようになります。

ククには意味がありませんが、クク八一と覚えることで、掛け算という面倒な処理を省略しているのです。ですからククがいくらか思い出せなくなると、最初に覚えた手順に遡《さかのぼ》る必要があります。省略した部分を復活させなければなりません。ニク一八、サンク二七、シク三六、ゴク四五、ロック五四、シチク六三、ハック七二、クク八一、とリズムよく繰り返して、クク八一に到達します。ひとつひとつに意味がありませんから、順番に暗唱する、という手順を復活させることが必要なのです。

文も同じで、単語の並べ方、という手順を長い時間をかけ、二語の並べ方、三語の並べ方、と経験を積んで覚え込んだものです。それも受動的にではなく、実際にしゃべることを繰り返して覚えてゆきます。数と違って、答えはいくつもありますから、あいまいなものですが、意識の下に単語の並べ方についての手順の記憶を潜めているからこそ、文が作れるのです。

つまり、ひとつは出来事の記憶（一回限り）↓類似部分の繰り返し↓意味の記憶の形成という流れで、経験を蓄積してゆきます。もうひとつは出来事の記憶↓同じ出来事（行為）の繰り返し↓手順の記憶という流れで経験を蓄積してゆきます。

こうした記憶、中でも意味記憶や手順の記憶を武器にわれわれは新しい事実、新しい経験に立ち向かう体勢を整えます。記憶という土台が出来上がって、初めてわかるとか、わからないとかいう心理的な反応（感情）が生まれます。記憶がなければ、そもそもわかるとかわからないという反応自体出現のしようがありません。

第 4 章

「わかる」にもいろいろある

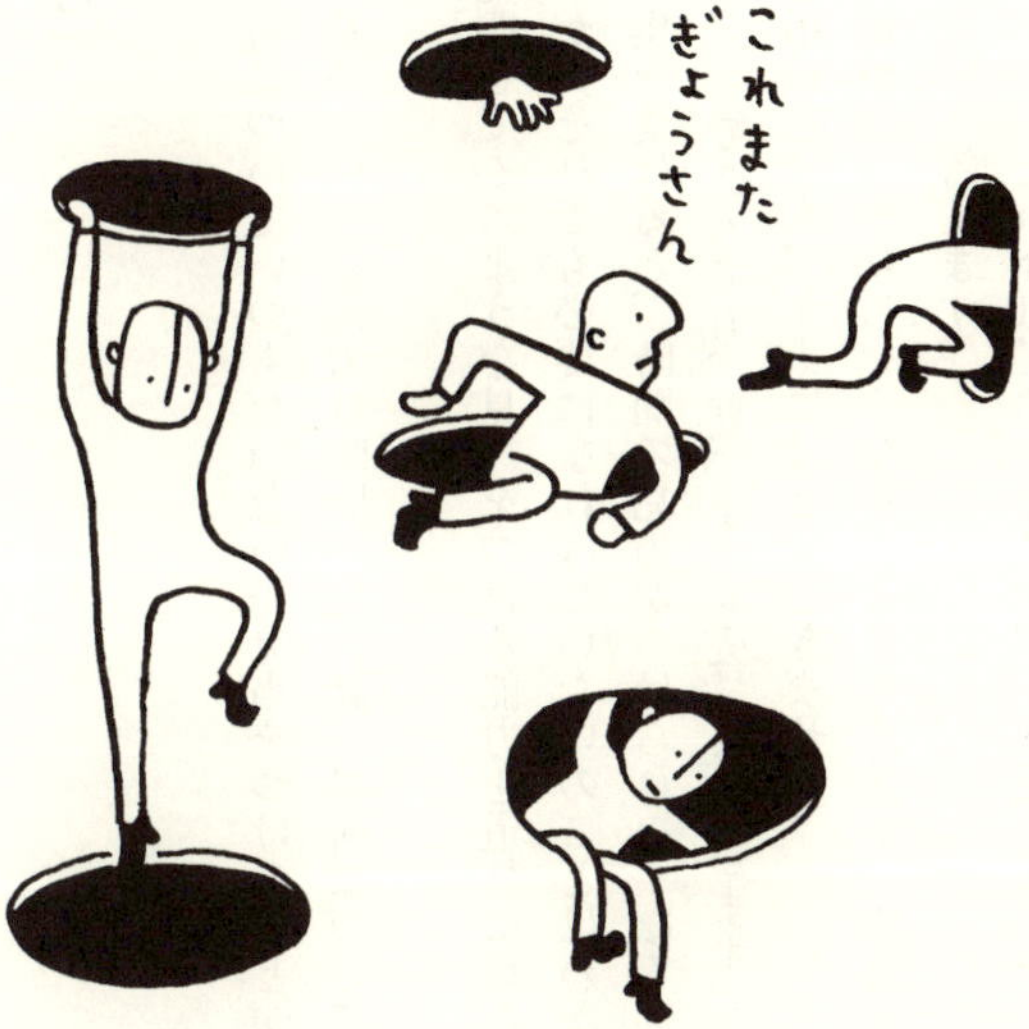

1 全体像が「わかる」

われわれは時間や場所についていつもだいたいの見当をつけることができます。専門的には時間についてだいたいの見当をつける能力は時間の見当識、場所について見当をつける能力は場所の見当識といいます。

人類は時計や暦を発明してこのような見当をつける能力を道具に頼るようになり、その分その力を退化させていますが、それでも必要になればだいたいのことはわかります。

ところが、大脳が損傷を受けると、時間の見当がつけられなくなることがあります。このような人は季節がわからず、冬であっても、夏です、と答えたりします。夏にそんな服着ますか？と本人のセーター姿を指摘しても、すぐにはピンときません。

あるいは午前か午後かがはっきりしなくなることもあります。時間を尋ねると、朝の一一時頃なのに、午後三時頃、などと答えます。

一日二四時間のうち、だいたい今はどのあたりか、一月《ひとつき》三〇（三一）日のうち、だいたい今はどのあたりか、一年三六五日のうち、だいたい今はどのあたりか、などというおおよその見当がつかなくなるのです。

あるいは時間の経過がはっきりしなくなる場合もあります。目が覚めると必ず、朝だ、と思ってしまう人がいました。たとえ昼寝の後でも、目が覚めると、朝ご飯を食べると言い張って奥さんを困らせるのです。

普通はあまり考えなくても、だいたいの見当がつきます。深い洞窟にこもって夜昼の情報を遮断し、時計もなしで自由に暮らさせると、だいたい二四時間から二五時間の間くらいのリズムで寝起きするようになる、という実験があります。脳にはおおよそ一日のリズムを測る仕掛けがあるのです。もう少し短い時間経過についてはいわゆる「腹時計」も結構役に立っています。

普段われわれは、このような内からの仕掛けと周囲からの情報を合わせて、だいたいの時間経過を判断しています。この判断が出来なくなると、一日の行動は基準を失い、まとまりを欠くものになってしまいます。

自分の居場所を知るのも大切な能力です。

この力も地図や磁石や標識（言語）に頼るようになって、だんだん退化してはいますが、大脳の基本的な能力のひとつです。

アフリカのブッシュマンは獲物を追って時には二日も三日も草原の中を移動することがあるそうですが、ちゃんと自宅へ戻ってきます。別に地図を持っているわけではありません。太陽や星の位置から東西南北を判断し、手掛かりになる地形や樹木などを記憶することで頭の中にしっかり地図を作り上げているのです。

大脳損傷では街の中で自分がどこにいるのかまったくわからなくなり、自宅へも戻れなくなってしまうことがあります。建物は見えているのですが、見えているだけで、方向を知る手掛かりにならなくなってしまうのです。普通は別に考えるほどのこともなく、自転車屋があれば左へ曲がり、パン屋があれば右へ曲がり、内科医院の横を入り、という感じで歩いてゆきます。頭の中に地図が出来上がっていて、それに合わせて移動しているのです。この地図が壊れてしまうと、建物は建物としてしか見えず、方向や道順を判断する手掛かりとはならなくなってしまいます。

東西南北の感覚も頭の中の地図を描く上で重要な助けになります。街に住んでいる場合は文字情報がいくらでもありますから、この感覚なしでも移動可能ですが、広い平原など手掛かりが少ないところではどうしても必要です。この感覚は子供の時の記憶が重要です。今、南を向いているとします。そうすると、右手は西で、左手は東、背中が北になります。あたりまえですが、この判断がすぐ出来る人と、少し時間をかけなければ出来ない人があります。筆者などは後者で、しばらく考える必要があります。しばらく何を考えているかというと、子供の時に自宅の縁側に腰掛けて座っている自分を思い出しているのです。この時の正面が南で、左手が日が昇ってくる東の方、右手が日が沈む西の方と思い出し、だからこっちが西かなどと考えるので、時間がかかってしまいます。つまり、子供の頃にしっかり焼き付けられた方向感覚を一回一回今の状況に重ねないと、判断が出来ないのです。地図を読むときも東西南北を考える時、この種の翻訳をやっている自分に気がつきます。もちろんこんな面倒なことをしないで、見ただけで東西南北がわかる方がいいのですが、考え方の癖みたいなもので、今はあきらめています。もともとこの手の能力がないのでしょう。

筆者の仲間は案外います。地図をみても仙台は東京の東北方向、などと考えられず、東京の上でちょっと右のほう、などと覚えている人たちがそうです。南半球のオーストラリアのことを、イギリスやアメリカでは「下のほう down under」と呼ぶのだそうです。

ま、いずれにしても、時間の見当がつけられ場所の見当もつけられるから、われわれは安心して暮らせています。おおげさに言えば、時空間の広大な世界にしっかりと錨を下ろして自分という船を停泊させている、その錨みたいに自分の心を安定させる働きが見当識には備わっています。

大きな広がりの中で、正しく見当をつけるということの大切さは、時間や空間に限りません。自分がこれからやらなければならない問題の処理にこそ最もよく表れます。

たとえば何かの仕事を抱え込んだ時、だいたいこの程度のペースとこの程度の資料を読めばだいたいいけそうだ、という見当がうまくつけられて、たいしてあせらずに余裕で仕上げることの出来る人がいるかと思えば、その仕事にどれくらいのエネルギーを注ぎ込めばよいのかまったく見当がつけられずに、というか見当をつけようともせずに、こんなものすぐ出来るとたかをくって遊びほうけ、間際になってあせりまくって、結局何も出来ずに終わってしまう人もいます。試験でも、ここは先生がかなり熱を入れて授業していたな、大事なところに違いない、という見当がつく人と、つかない人がいます。授業の内容だけでなく、その重要さの程度を教師の態度と合わせて、大きな立場から眺められるから、見当がつくのです。

見当をつけるためには地図が必要です。

地図は点ではなく、面から出来ています。たくさんの地点がそれぞれに関係を持っているのが地図です。仕事をどのくらいで仕上げるかという見当も、この試験ではどこが重要かという見当も、仕事にからむ周辺の知識、あるいはその試験についての授業全体の知識、つまり面の知識が作り上げられていないと、つけようがありません。

見当づけはヤマカンとは違います。ヤマカンは面の知識なしで、エイヤッと目的地点に達しようとするわけですから、うまくゆくわけがありません。たとえうまくいったとしても、その時かぎりで後には何も残りません。

人生の節目節目で、われわれはいろいろな選択や決断を迫られますが、その決断も複数ある選択肢のどれでもいいや、箸の倒れた方向へ行こう、という選択や決断ではうまくゆきません。そんなやりかたは試験のヤマカンと一緒です。自分は何をしたいと思っているのか、どの程度のことをしたいと思っているのか、あるいは今選ぼうとしていることが自分の性格に合っているのかどうか、その方向を選べばその後の生活はどのような方向へ向かうのか、それで後悔しない方向なのかどうか、などということについてあらかじめある程度の考えを持っていないと、見当をつけられません。

見当をつける、というのは扱っている問題を一度手元から離して、遠い距離から眺め、他の問題とのかかわりがどうなっているのかという大枠を知ることです。全体像を掴むことです。英語ではパースペクティブと言います。日本には大局観という言葉があります。また、英語から輸入され、日本でも定着していることわざに、「木を見て森を見ず」というのがあります。あるいは「井の中の蛙、大海を知らず」ともいいます。細部にこだわって見当をつけられない愚かな状態のことを笑っているのです。部分的な、狭い知識だけでは全体がどうなっているのかは判断出来ません。大きな立場から見ると、それまで見えていなかったことが見え、わからないこともわかるようになります。

2 整理すると「わかる」

われわれの周囲には多種多様な現象が、かつ現われ、かつ消えてゆきます。その変幻する事象をすべてありのままに見、ありのままに聞き、ありのままに触っていたのでは大変です。なんとか、少しずつまとめる必要があります。

水という概念があれば、さまざまな液状のものをこの概念でまとめることが出来ます。液体という概念は水ではまとめきれないものも、ひとつにまとめます。どのような容器にでも入り込む能力を有するものが液体で、水であろうが、血であろうが、油であろうが、その内容はなんでもいいのです。一定の形をとらない、囲い込んでおかないと流れ出す、という性質だけが液体という概念のポイントです。

どうしてこのような整理が出来たかというと、液体と同水準の概念としての固体や気体との対比からです。液体を一定の体積はあるが、一定の形状を持たないものとまとめると、固体の概念がはっきりします。固体は一定の体積と一定の形状を持つものとまとめることが出来ます。じゃあ、一定の体積も一定の形状も持たないものは何でしょうか。気体です。空気には一定の体積はありません。もちろん形状もありません。でも、存在します。

　さらにこの三種の状態は同じ物質に見られます。水は零度で固体になり、常温では液体で、一〇〇度になれば沸騰して気体になります。鉄だって、温度を上げてやればどろどろの液体になります。もし、もっと上げることが可能ならば、気化する鉄を観察出来るはずです。固体・液体・気体は実は同じ物質の違う表情なのです。ですから固相、液相、気相と呼ばれることもあります。相は姿です。

　このようにすっきり分類出来るとわれわれはわかったと感じます。いままで整理のつかなかったものがある見方で整理されたわけです。

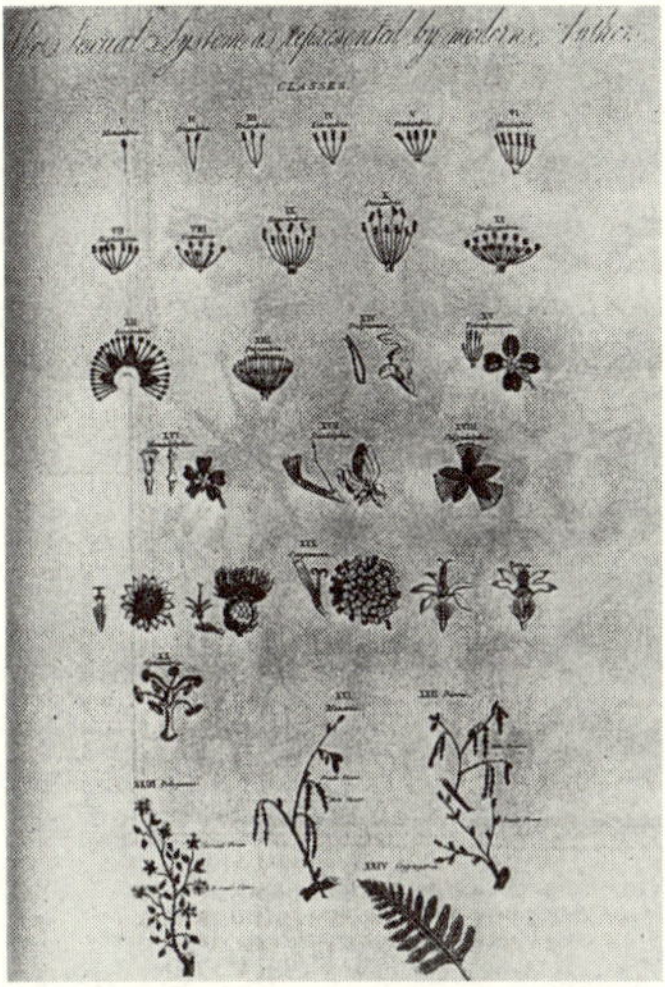

植物分類法を完成したリンネによる分類図のひとつ．分類することでわかろうとした．

　科学はある意味では分類の学問です。学者は植物や動物や鉱物や病気など、さまざまなものを分類しようとして日夜格闘しています。いったい何のために分類などするのでしょうか？　世界をわかる（＝分かつ）ためです。

　分類の営みは科学でもっとも著明ですが、なにも科学に限りません。文学も宗教も人間の知的な営みはすべてわれわれのまわりの現象をなんとか分類しようとしています。

中国では古くから世界を「陰」と「陽」に分割して理解しました。すべては陰か陽であり、両者が合わさって世界が出来上がると考えたのです。昼は陽であり、夜は陰です。太陽は陽であり、月は陰です。火は陽であり、水は陰です。天は陽で地は陰です。男は陽で、女は陰です。南は陽で北は陰です。表は陽で裏は陰です。堆積しているところは陽で、沈んでいるところは陰です。動は陽で静は陰です。

わからない現象はすべてこの原理にのっとって、陰陽どちらかに分類することで、わかったと感じたのです。病気も陰陽で理解します。ある症状が陽だとわかれば、陰の働きを持つものを与えてやれば治るはずです。実際に治るか治らないかはさておいて、その原理に照らし合わせて、その原理にうまくはめ込めればわかったと思えるのです。

心理的には固体・液体・気体という物質分類と、陰・陽という世界分類に差はありません。岩をみて、これは固体、雨に打たれながらこれは液体、空気を大きく吸いながらこれは気体と、具体的対象を三種の状態にあてはめて、なるほどそうかと思うのも、岩を見てこれは陽、水を見てこれは陰と、ふたつの対立する状態のどちらかにあてはめてわかったぞと思うのも、同じ経験です。

物質の三相理解が本当のわかり方で、世界の二相理解は迷信だ、間違ったわかり方だ、ということはないのです。

前者は科学的理解であり、実験で証明出来る事実を表しています。物質は分子から出来ており、熱を与えて分子間の運動を盛んにしてやれば気化し、熱を奪って分子間の運動を静止させてやれば固化します。その中間の熱を与えておけば、液体の顔をしています。

後者は思弁的理解であり、実験で説明出来る事実はどこにもありません。その意味で科学的理解ではありませんが、考え方としては可能です。この原理を使えばたいていのことは説明出来ます。固体は陽で、液体は陰です。空気も暖かければ陽で、寒ければ陰です。なんらかの分類基準で目の前の現象を分類出来れば、現象が整理出来るだけでなく、ここがポイントですが、心も整理されます。心が整理されると、すっきりした感じがします。「わかった」と感じられるのです。

脳障害ではしばしば心の整理がつかない状態におちいります。自分は病院にいるのですが、自宅にいると思えます。まわりで世話をやいてくれているのは看護婦や医者なのですが、家族に思えたり、近所の人に思えたりします。何が何だか、誰が誰だかわけがわかりません。

健常な人の場合だと、夢で似たような状態が起こります。

夢では、道具もなしに空を飛んでいることがあります。壁があるはずなのに壁を抜けて歩いていたりします。いろんなものが見えますが、花のようでもあり、木のようでもあり、うごめいているようでもあります。明るいのか暗いのかもよくわかりません。見えているから明るいのでしようが、まわりは見えないので暗いのかもしれません。わけがわかりません。

整理、つまり分類が出来ているからわかっているので、分類出来ないとわからないのです。わかる、というのは心のありようです。自分の分類原理をすべてに適用することです。客観的な分類原理がどこかに存在していて、それが自分に入ってくるのではありません。

古い話ですが、まだ共産主義国家ソ連がしっかりしていた頃、独裁者スターリンの娘がアメリカへ亡命して世界を驚かせたことがありました。その彼女が「人間にはいい人と悪い人がいるだけだ」と語っていたのが大変印象的でした。この彼女の人間理解は広く共感を呼びました。ソ連では当時、主義的に正しい人（つまり政府の主導する社会主義思想に忠実な人）と主義的に正しくない人が区別されており、主義的に正しくない人は逮捕されたり、シベリアへ送られたり、精神病院へ閉じ込められたりしていたのです。彼女はそのような社会に育ちながら、教条主義におちいらず、自分の経験に従って、自分が正しいと思う人間分類をしていたのです。

3　筋が通ると「わかる」

今、目の前に同時的に存在しているさまざまな現象を整理するのが分類的なわかり方です。目の前に立ち現われる現象のわかり方にはもうひとつの軸があります。時間的つながりの理解です。筋道を立てる、というわかり方です。

たとえば、江戸時代の笑い話に「風が吹くと桶屋が儲かる」というものがあります。なぜ風が吹くと桶屋が儲かるのでしょうか？　風が吹くと、どこからか小判でもひらひらと飛んできて桶の中に収まる、とでも言うのでしょうか。そうではありません。ちゃんと理屈があるのです。

風が吹くと、砂ぼこりが立ちます。

砂ぼこりが立つとその砂が目に飛び込みます。

砂が目に入ると目が見えなくなります。

一時的に目をやられるだけでなく、永久に目をやられてしまいます。

目が見えなくなると、ほかに生計が立てられなくなるので、三味線を弾いて街を流すことになります。

三味線弾きが増えると、当然三味線の需要が増えます。

三味線の需要が増えると、三味線に使う猫の皮の需要も増えます。

猫の皮の需要が増えるということは、猫取りが増えて、町にいる猫の数が減ります。

町から猫が減ると、猫の好物になっていた鼠が増えます。

鼠が増えると、桶がガリガリとかじられる機会が増えます。

桶がかじられると、新しい桶を作らなければなりません。桶屋へ桶の注文が殺到します。

桶屋は有卦《うけ》に入り、笑いが止まらなくなります。

もうおわかりでしょうか。風が吹くと、桶屋が儲かるのです。これはもちろん冗談で、おたがい無関係な現象をもっともらしく関係づける滑稽さを笑ったものですが、無関係とはいえ、理屈の上ではちゃんとまじめに因果関係が作り上げられています。

このように、それだけではわからない現象が、その由来にまで遡って説明されると、ああなるほどわかったと感じられます。

なぜわれわれは今ここにこうして存在しているのでしょうか？

チャールズ・ダーウィンはこのことに疑問を持ちました。つまり、この理由をわかりたいと思いました。そして、生物はあらゆる可能な形態を取り得ること、そしてその中でもっともその環境に適応した形態が生き延びるのだという仮説を立てました。さまざまな形態が生み出されるけれども、置かれた自然にもっとも都合のよい形態が生き延びて、今の動物世界を作り上げたのだ、と考えたわけです。

この考え方を人類に適応してみましょう。

四本足の動物の中で、偶然に二本足で立ち始めた動物が現われます。二本足だと闘争や追跡の効率は悪いのですが、手が「移動」という仕事から解放され、道具を使うことが出来るようになります。また直立した分だけ、目線が高くなり、危険の察知も早くなります。

多分、現在人間にもっとも近い動物であるサルと人間の共通の祖先から、二足歩行動物が現われたと思われます。この二足歩行動物はあちこちで発生し、さまざまな適応を試みたのでしょう。何百万年の時間の流れの中で、そのうち、言葉を話す種類が出現します。言葉を使うと、複雑な情報を交換出来ますから、集団移動、集団攻撃、集団防衛などが出来、さらに生存能力を高めることが出来ます。

このようにさまざまな可能性の中から、現存の人類が誕生し、地球にはびこることになったのだと思われます。

これは自然淘汰による適者生存の原理と呼ばれ、この原理によって生命は進化してきた、と考えるのです。これがダーウィンのわかり方で、進化論と呼ばれます。

ではなぜ、そもそもさまざまな形態が出現するのでしょうか。なぜ始めに二足歩行をする動物などという都合のよい動物が出現し得たのでしょうか。

現在の考え方によると、生命は遺伝子によってその種を持続します。つまり遺伝子が複製されることで、同じ種が持続します。しかし、遺伝子は結晶のように安定しているわけではありません。一世代ごとに分裂、結合を繰り返しています。この過程が意外に不安定で、しょっちゅう間違いを起こしています。このため、少しずつ違った形態を生み出すのです。

つまり、遺伝子による種の保存、この遺伝子の複製間違いによる形態変化、その中で環境にうまく適合したものの保存、ということの長い長い繰り返しということです。

これが現代の進化論です。

つまり偶然と試行錯誤が今のわれわれを作り上げた原動力というわけです。

生物学者のほとんどは人類誕生の理由をこの筋道で考えています。わかりやすいし、どこにも無理がないからです。

でも考えの流れは風桶論と同じパターンですよね。

風桶論との違いは、風桶は言葉の遊びで、進化論はダーウィン以来、多くの生物学者が検証を続けている、科学的な問題だということです。

言葉遊びと、生物学最大の思想との間に存在する価値的な差は巨大ですが、心の働きとしては同じわかり方です。

説明がうまくつながれば、「わかった」と感じられるのです。

もうひとつ例を挙げます。

どうしてわれわれが今、ここにいるのか、についての別の説明です。

どこの民族も創世神話を持っています。

もっとも有名なイスラエルの創世神話ですと、神様が最初にアダムを自分のからだに似せて作り、ついでアダムのあばら骨からイブを作ったことになっています。その後はアダムとイブの男女の交わりから子供が出来ます。

日本の場合だと、アマテラスオオミカミという神様が、直接自分の子孫のニニギノミコトという神様を我が国へ送り込んでいます。詳しく言うと、アマテラスオオミカミの子がマサカツアカツカチハヤヒアメノミミオシホノミコトで、この神の子がアメニキシクニニキシアマツヒコヒコホノニニギノミコトです。実際に九州に降り立った神様です。この神の子が、アマツヒコヒコホホデミノミコトで、この神の子がアマツヒコヒコナギサタケウカヤフキアヘズノミコトで、この神の子がカムヤマトイハレビコノミコトで、初代天皇である神武天皇です（『古事記』次田真幸全訳注、講談社学術文庫）。

つまりイスラエルでは人間は神様ではありません。神様に作られたものです。一方、日本の場合は直接神様が下界である我が国に降りてきて直接支配を始めたわけです。じゃあ、普通の人はどこからきたのかというと、その点はあまり説明の努力をしていません。下界にも、もともと別の神様がいっぱいいいたみたいです。

いずれの場合も、神様というとんでもない超能力の、それも人間に似た形をした存在が実在していて、その超能力者がわれわれの先祖を作り、あるいは支配したことになっています。神様はわれわれの来し方を説明するひとつの方法として発明されたのです。

なぜ、僕はここにいるの？

という根源的な疑問を発する哲学的な子供に対して、お父さんが「神様がおまえをくださったのだよ」と説明しているのです。

そうかあ、神様のおかげか、ふーんそうか、と子供はわかるのです。

でも、そのうち、神様って何？　と聞くかもしれません。

お父さんは困って、なんでも神様が作られるのだよとか、なんでも神様がくださるのだよ、とか言って、その場を切り抜けるでしょう。

子供は、そうか、神様って偉いんだ、と神様のことがなんとなくわかるのです。

ダーウィンはなぜ人が今ここにいるのかを説明（話をつなげる）しようとして進化論という仮説を打ち立てたわけです。

人類の多くはダーウィンのようにはわかろうとせず、神様という自分たちより圧倒的に賢い存在があるはずだと信じて、わからない部分の穴埋めに使っているわけです。いわば、神様という仮説を立ててきたわけです。

進化論も神様論もなぜわれわれがいまここにいるかを説明しています。われわれは説明出来ればわかったと感じるのです。話が時間的につながればわかったと思うのです。

自分の周囲に、自分と同時に存在している無数の現象を理解するのには分類によるわかりが用いられ、今の自分と過去、今周囲にある現象と過去の時間的つながりを理解するには説明によるわかりが用いられます。

4　空間関係が「わかる」

今ここにひとつの立体があります。

この図を見てください。なんの変哲もない立方体です。線を全部描いているので、やや複雑に見えるかもしれませんがそれでも立方体に見えますよね。

ところが、大脳に損傷が生じると、これが立方体に見えなくなることがあります。

もう少しこの図を見ていてください。

そのうち、動き出しませんか？

線が邪魔をしますが、それでも左の面を上面にしたやや斜め向きの立体になったり、右の面を前面にしたしっかり安定した立体になったり、立体が交代しはじめるはずです。

この動きがすぐに「わかる」人と、なかなか「わからない」人があります。

この現象はほとんどが視覚の特性によるものですから、知的な働きはないとも言えるのですが、人によっては動きが経験出来ず、動きが「わからない」ことがあります。

今度はこの立体を描き写してみてください。

簡単なことですからすぐ出来るはずです。

ところがこのようなごく簡単なことも、脳に損傷が生じると、出来なくなってしまうことがあります。何度試みても、うまく箱に出来ないのです。

この立方体は一二本の線から出来ています。この一二本の線を一定の関係につなげないと箱にはなりません。これはかなり複雑な作業です。

どうしても描けない人が、描こうと努力している姿を横で見ていますと、見ている方もこれがいかに複雑な作業であるかが実感出来ます。

これを写すには、まず写す対象が、線は重なっていても、箱であること、あるいは立体であることがわかっていなければなりません。なんであるかがわからないままでやみくもに写し始めると、ますます作業が難しくなります。

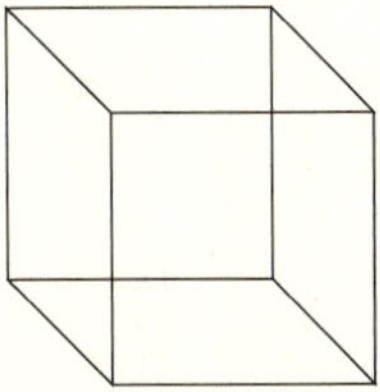
ネッカーの立方体.

箱だとわかって描き始めても、線を重ねているうちに線と線のおたがいの関係がわからなくなり、消しゴムで消しては描き、消しては描きしているうちにますますわけがわからなくなってしまう人がいます。
一二本の線をまとまりある立体に組み立てるのは、この一二本の線の空間関係を理解しておく必要があります。四本で四角の面を作り、その面がふたつあって、しかもそれが四隅でおたがいにつながっている、という関係です。

折り紙もそうです。

なにげない一枚の紙ですが、こっちへ折ったり、あっちへ折ったり、こちらの隅を広げたり、あちらの隅を広げたり、それをまた折り返したりしているうちに鶴になり、箱になり、兜になり、お雛様に変化します。

その手順の理解も視空間的な能力です。

その隅を伸ばしてごらん、などと教えてもわかるものではありません。目の前でやってもらい、その動きをしっかり理解する必要があります。こちらへ折り返せば、こんな形になるのか、ここを開けばこんな形になるのか、という空間関係がわからないとうまく折れるものではありません。

説明してわかるものではないのです。

説明してわかるのは、頭の中でそのプロセスが追いかけられるからです。プロセスを追いかける、という視覚性の空間能力が働かないと、言葉だけではなかなかわからないのです。

実際、脳損傷などでは、正方形の折り紙を三角に折り合わせ、その三角を真中でもう一度折り合わせて半分の大きさの三角を作り、ついでこのふたつの三角をそれぞれ開いて四角にする、というプロセスの、最後のところがどうしても真似出来ないことがあります。われわれはなんの苦もなく出来ますが、それは視空間性の空間理解能力がちゃんと働いてくれているおかげです。これがうまく働いてくれないと、空間内での立体の変形の過程がわからなくなるのです。

　このタイプの空間関係の理解は意識に上ることはあまりなく、意識化されるよりもっと前の段階でなんとなくわかってしまうことが多いので、当たり前のことのように思われますが、決してそんなことはありません。非常に重要な理解の一形式です。

　折り紙が少し複雑になるとよくわからなくなってしまうのは、空間関係の理解の難しさから来ています。鶴が折れたからといって、火鉢が折れるわけではありません。ましてや新しい折り方で、新しい形を作り出すのはよほどの人でなければ出来ません。折り紙のここを折ればこうなる、ここを開ければああなる、という変形過程が頭の中で動くようにならなければ、なぜ、この形になるのか、わかるものではありません。

　別の例を挙げます。図のように立方体が一〇個つながっているとします。

　この一〇個の立方体を適当に回すとどうなるでしょうか。

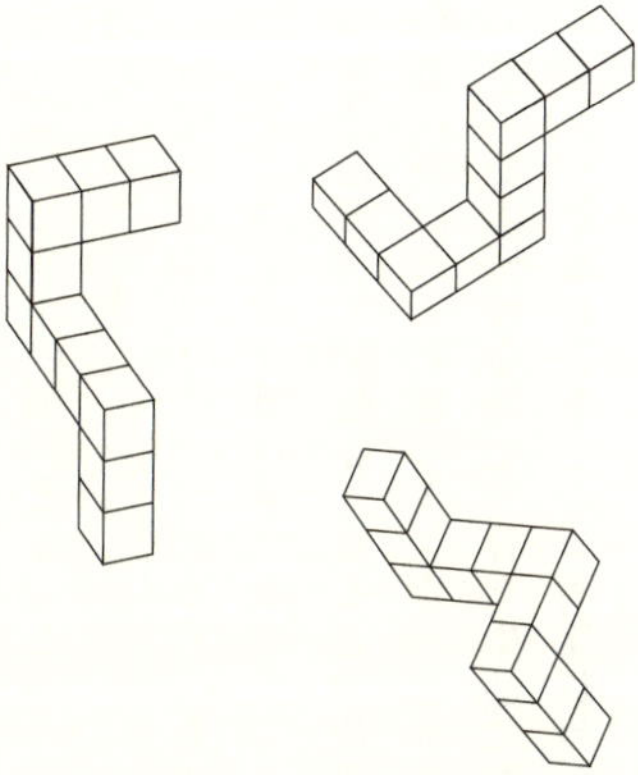

空間関係がわかる・わからない.

これを実際に回さずに、頭の中だけで回転させてみてください。ちゃんと右の図と重なりますよね。もうひとつ下の図はどうでしょうか。この図はどの方向に回してみても重なりません。同じものでないのです。

われわれはただそこにあるものを知覚しているだけではありません。知覚して作り上げたイメージをこのように頭の中で動かすことが出来ます。立方体のような奥行きのある三次元のイメージを想像だけで回転させることが出来るのです。このような力がないと、同じものでも異なった位置に置かれてしまうと、別のものに見えてしまい同じものと判断出来なくなります。

そんなの特殊な例で、日常生活に関係ないじゃないかとお考えになるかもしれません。決してそんなことはありません。関係おおありです。

そもそもわれわれは三次元の世界に暮らしています。立体の中で暮らしているのです。ですから、立体の理解、立体の回転・移動・変形の理解が出来ないと、普通に暮らしてゆくことは出来ません。ただこの理解はつつましく奥の方に控えていてあまり前面へは出てきませんから、目立たないだけなのです。

もし部屋の中のテレビが逆向きになると、もはやテレビとは見えず、いちいち近くへ確認にゆかなければならないとしたら面倒くさくてやってられません。どちらを向いていてもテレビとわかるから気楽に暮らせているのです。

建物でもそうです。同じ建物へ正面から接近したとき、左から接近したとき、右から接近したとき、建物は少しずつ位置関係を変え、少しずつ印象が変わります。だからといって、それを別の建物と考えることはありません。どれも同じとわかるのは、自分の頭の中でその建物を動かしているからです。

空間にはさまざまなものが存在しています。そのさまざまなものの位置関係を理解出来るのもこうした視空間能力のおかげです。

織田信長が桶狭間の戦いで今川義元を破ることが出来たのは、信長が桶狭間の地形を理解しており、そこへ大軍が入り込むとどんな状況になるか、ということがイメージ出来たからでしょう。さらにはそこへ入り込んだ軍勢にどこから立ち向かえばもっとも有効かということを頭の中で兵士を動かしながらイメージ出来たからでしょう。視空間関係の知恵が大いに働いたはずです。

日露戦争の時の、日本海海戦での有名な連合艦隊とバルチック艦隊との戦いも、作戦参謀が、バルチック艦隊が縦一列に進行しているときの情景、それぞれの船の位置関係を頭の中でイメージ出来たからうまくいったのです。

なんだか戦争の例ばかりになってしまいました。頭が古いのです。もう少し気の利いた例をあげましょう。

視空間的な知力がもっとも発揮されるのはスポーツかもしれません。

サッカーではボールは絶えず動いています。ボールから離れている人も絶えず動いています。そのボールの動き、人の動きから、次にはこのあたりにスペースが出来るはずだ、という予想を立ててそこへボールを蹴る、あるいはそのボールを蹴る人のイメージに合わせてボールがそのスペースへ飛ぶことを予期して走り込む、などという複雑な動きが出来るのは視空間能力のおかげです。

あるいは野球の外野手がホームラン性の大飛球を背走、また背走、最後にはフェンスに駆け上って、グラブを差し出し、見事キャッチ！　などというシーンがあります。このようなファインプレーは自分とボールの位置、ボールの軌跡から見たボールの到達予想点、ボールの速度と自分の速度、グラブを上げる位置、など複雑な空間関係がわかっているから出来ることです。誰にでも出来るわけではありません。練習を重ねて、視空間能力を高めているのです。

5 仕組みが「わかる」

ご存知のように、われわれが住んでいるこの大地は長い間、動かないもの、変化しないものの代表でした。

朝、東から太陽が昇ります。

昼、太陽が中天にかかります。

夕、太陽が西へ沈みます。

代わって、東から月が昇ります。

真夜中、月が中天にかかります。

夜明け、月が西へ沈みます。

太陽がわれわれのまわりを動くのです。太陽が「昇る」、太陽が「沈む」、という言葉にわれわれの太陽理解が反映されています。

ところが、実は回っているのは不動のはずの大地の方でした。地球が太陽のまわりを回っているのです。太陽のまわりを一年かけて回っているのです。それだけでなく、地球自らもグルグル

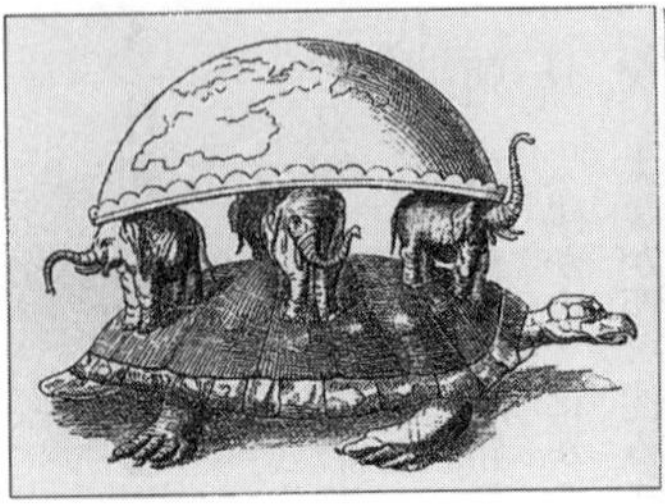

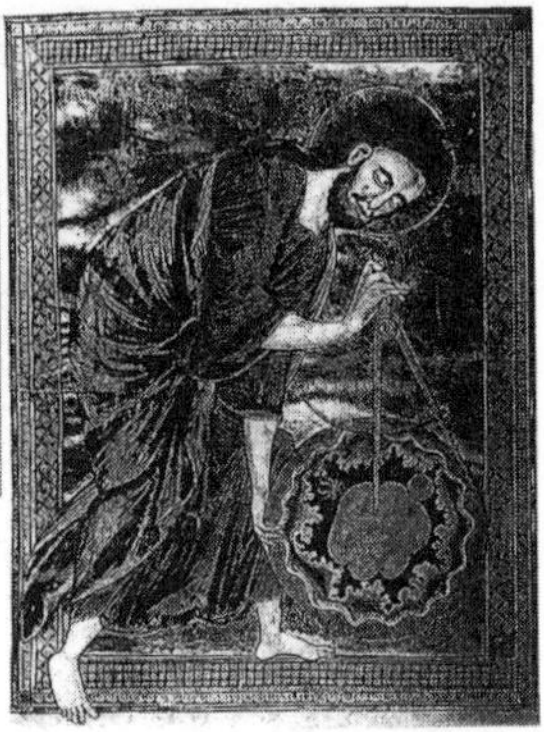

昔の人たちはいろいろな考え方で宇宙の仕組みをわかろうとした．左は古代インドの宇宙観，右は中世ヨーロッパの宗教画．

回転しています。一日一回自転しています。月の方は見かけと同じように、地球のまわりを回っています。

大地は不動ではなく、宇宙という巨大な空間の中を、少し軸をかたむけながら、太陽にぶいぶいと振り回されているのです。

月は月で、地球にぶいぶい振り回されているのです。こちらはだいたい二九日と半日くらいかけて地球の周りをめぐります。それに月自体も同じくらいの速度で自転していますから、いつも同じ顔しかこちらへ向けることができません。

このように、われわれの知覚する世界と、実際の世界は同じではありません。実際の世界はわれわれの知覚的理解を遥かに超えたものです。

一七世紀初頭、ガリレオ・ガリレイは自作の望遠鏡を駆使して、宇宙観測を続け、回っているのは太陽ではなく、実は地球なのだ、というコペルニクスの説が正しいことを確信しました。

当時のイタリアの政治を動かし、ものの考え方をも支配していたのはローマ教皇を頂点とするキリスト教（カトリック教会）でした。キリスト教は前章でも触れましたが、世界を聖書に基づいて理解します。つまり、大地（＝地球）は神が作り、人類に与えた特別なものでした。聖書には大地（＝地球）が回っているなどとは書いてありません。そこで、キリスト教の権力者たちは、怪《け》しからぬことを言う、いたずらに民衆を煽動するやつだ、とガリレオを糾弾しました。

厳しく糾弾されたガリレオは、「そんなこと言われたって、大地（＝地球）は回っているんだからしょうがないよ」と言ったとか、言わなかったとか、伝えられています。

ガリレオが地球を回しているのではありません。事実として、地球は回っているのです。怪しからぬことを言うな、と彼の口を封じたからといって、事実が変わることはありません。地球と太陽と月の運動の仕組みがそうなっているのです。

ガリレオは見えている空間関係（みかけ）だけでなく、みかけを作り出している動きの相互関係を理解したのです。

つまり、このタイプの理解の特徴は複数物体の空間関係を維持している物体相互の動きの理解にあります。なじみのある日本語で言えばからくりの理解です。

自然現象はすべてからくりを隠しています。山や平野は動かないものの代表のように思いますが、長い長い時間で見れば動いています。地殻を構成している何枚かの巨大プレートのひしめき合いという大きな動きがあるのです。たとえば、日本列島の北半分は北アメリカプレートに乗っており、南半分はユーラシアプレートに乗っています。この下へ太平洋プレートやフィリピン海プレートがもぐり込もうとしています。一九九五年一月の阪神・淡路大震災はそのプレートの動きを垣間見せてくれました。

年によって異常に暑い年があります。何年か前、フィリピンやインドネシアで異常高温のため自然発火が続き、広大な山林が何ヶ月も延々と燃え続けたことがありました。その煙は海を越えて対岸のシンガポールの人たちまで苦しめました。煙が立ち込めた街をマスクをして行き交う人々の姿が記憶に残っています。これはエルニーニョ現象と呼ばれる、南米チリの沖合いに発生する高温海流のための異常気象だったのです。地球を循環する巨大海流がいくつかありますが、これらの海流はそれぞれ違う温度を持ち、その流れの相互関係が地球規模の気象変化を演出しているのです。

生命現象もからくりのかたまりです。動きの相互関係を理解しないとわからないことがいっぱいあります。われわれが手でものを摑めるのも、二本足で歩けるのも、骨や筋肉の間に複雑なしかけが備わっているからです。

からくりの理解は、理解の中でもっとも面倒なものです。

たとえば、本当に地球が回っているのかどうかを、ガリレオの時代に人々に納得させるのはけっこう大変でした。自分の知覚的経験だけからは割り出せないからです。今なら簡単です。地球のあちこちへ電話をかけて今何時ごろか、実際に聞いてみることが出来ます。日本が朝でも、アメリカ東海岸のボストンはまだ夜です。日本が夜に入るころ、やっと東の空が白んできます。もっと近くで考えても、筆者の住んでいる仙台で太陽が昇る頃、筆者の家族が住んでいる芦屋ではまだ太陽は出ていません。仙台に三〇分くらい遅れて日が出ます。芦屋に日が昇るころ、那覇ではまだ日は出ていません。それからまた五〇分ほど遅れて日が昇ります（夏至の頃の話です。季節によって少しずつ違います）。

地球が東へ向かって回っているためです。仙台と芦屋では仙台がやや東になりますから、その分少し早く、太陽にお目にかかるわけです。

この事実はジェット旅客機に乗れば体験することが出来ます。朝一一時に関西空港を飛び立って、パリに一二時間かかって着くとします。パリは夜の一一時のはずですよね。ところが実際には午後三時です。真昼です。

なかなか複雑な現象です。事実頭がごちゃごちゃになってよくわからない、と思う人が多いのです。筆者もそうです。

でもちゃんとわけがあるのです。地球が丸くて、自転しているという仕組みにあてはめれば、当たり前のことですよね。

航空機がパリへ向かって西向きに一二時間飛行している間に、地球は同じ一二時間、東へ回転しています。飛行機が快速で西へ西へと、パリへ向けてシベリア上空から北欧上空を飛んでいる間、眼下の地球も快速で東へ東へ、と回っていたのです。このためにパリは夜の一一時でなく、昼の三時なのです。

ジェット機は毎日毎日、数十万人の人々に地球が球体で自転していることを実感させてくれているわけです。

このような壮大なからくりの理解は誰にでも出来るものではありません。筆者が遠い昔に読んだ「週刊朝日」の対談で、あんまり面白かったので今でも覚えているのがあります。当時座談の名手とうたわれた徳川夢声という人と奈良の薬師寺管長の橋本凝胤《ぎょういん》という高僧との対談です。このお坊さんは確か、「わしは天動説じゃ、天動説でちょっとも困らん」と言っていました。半分冗談、半分本気でしょうが、天動説の方が、感情的、あるいは知覚的にはピンと来るのは確かです。

ですから、「わかる」にも、誰もが備えている、それがないと暮らしてゆけないわかり方と、それがなくても暮らしてゆけるわかり方とがあるといえます。

地動説は事実ですが、この事実は言ってみれば客観的事実であって、心理的実感とは必ずしも一致しないのです。

実際、人類は天動説で長いことやってきました。人類といわず、日本人だけを考えても、地動説が外から輸入されるまではそんなことは問題として提起すらされていません。狭い日本を動きまわっている限り、生活にはなんの関係もないのです。

ですが、狭い日本を離れて、地球を歩きまわる時代になれば、地球が自転している、という事実に立たないと、飛行機の運航スケジュールは作れません。人工衛星を打ち上げることも出来ません。ましてや、人工衛星を遙か上空の一点にみかけ上静止させる、などという離れ業も出来ません。

みかけは、事実のように見えますが、事実の一面であって、全部ではありません。みかけを作り出しているからくりを理解しないと、本当にわかったことにはならないのです。

6 規則に合えば「わかる」

ここまで考えてきたわかり方は、見当をつける、分類する、説明する、空間関係がわかる、からくりがわかるの五つです。

これらは、未知のことに向き合ったとき、われわれがその未知のものとどう対処するか、あるいはどう対処出来るか、にかかわるわかり方です。

これとは別のわかり方もあります。

あらかじめわれわれの先祖・先輩たちが打ち立てておいてくれた原理・原則を参照し、それにのっとって現象を操作し、整理するやりかたです。

つまり規則に合わせて理解する、というやりかたです。

寺田寅彦にこんな文があります。

「三から五ひくといくつになる」と聞いてみると、小学一年生は「零になる」と答える。中学生がそばで笑っている。

> $3-5=-2$という「規約」の上に組み立てられた数学がすなわち代数学である。
> しかし、$3-5=0$という約束から出発した数学も可能かもしれない。
> しかしそれは代数ではない。
> 物事は約束から始まる。
> 俳句の約束を無視した短詩形はいくらでも可能である。
> のみならず、それは立派な詩でもありうる。
> しかし、それは、もう決して俳句ではない。（『柿の種』、岩波文庫）

三から五を引くとどうなるのでしょうか。

マイナス二になる、というのは寅彦も言うように約束事なのです。だって三個のリンゴを考えてみてください。これから五個を引き去るのです。三個を引き去った段階で、目の前には何もありません。それ以上引くにも引きようがありません。なんにもないのですから。

その意味では$3-5=0$、という小学生の答えはきわめて現実的な答えです。

これを別の例で考えてみます。

中学生が三〇円持っているとします（三円では現実感がなさすぎるので、一桁上げます）。小学生と中学生がじゃんけんをして、勝ったら、勝った方が五〇円もらうとしましょう。ジャンケンポンで小学生が勝ちました。小学生は「五〇円ちょうだい、約束だから」と手を出します。でも、中学生は三〇円しか持っていません。「とりあえず、三〇円渡すね。あと二〇円は借りておくね」と言うでしょう。

実際には三〇円しか持っていないのに、その三〇円を相手にあげてしまって、なおまだ二〇円の借金が出来たわけです。なにしろ五〇円払わないといけない約束なのですから。

小学生はノートに「おにいちゃんに二〇円貸し」、と書き付けるかもしれません。あるいは、頭の中にそう書き付けるでしょう。

この場合は三〇円から五〇円を引いて、何もなくなった、ということにはなりません。中学生のポケットは何もなくなっただけでなく、新たに二〇円の借金が出来たわけです。こんど二〇円が出来ても、それは自分のお金ではありません。小学生のお金です。すぐ、渡してやらなければなりません。そうしないと、小学生は「おにいちゃんずるい。約束破った」と泣くかもしれません。

この二〇円のお金の移動を表すのに、マイナス（－）という記号を使おう、というわけです。

30－50＝－20

なのです。

三〇円持っていたのに、五〇円払わなければならないことになって、逆に二〇円の借金が出来たのです。

このようなマイナスの使い方を約束として決めてしまうと、この考えはなんにでも応用出来ます。

たとえば西暦です。ヨーロッパのクリスチャンたちはキリストの誕生した年を世界の元年と定めました。世界はこの年から始まったのです。でも、その前にも人間は営みを続けていました。キリストだってマリアという女性から生まれたそうですから、キリストの生まれる前にはもうマリアは生まれていたはずです。マリアが生まれる前に、すでにマリアの両親が生まれていたはずです。だいたいアダムとイブが出現したのはキリストよりはるか以前のはずです。

そのような、キリストより前の年はどうなるのでしょう。

西暦元年から逆算してゆくのです。紀元前一〇年、紀元前一〇〇年、紀元前一〇〇〇年と遡ります。マイナス一〇年、マイナス一〇〇年、マイナス一〇〇〇年、ということになります。

あるいは水が凍る温度を零度と決めます。そうすると、零度より一度低いのはマイナス一度（−1℃）、零度より五度低いのはマイナス五度（−5℃）と表記出来ます。

マイナスという約束事を作ってしまえば、表記が大変便利です。実際には「ない」以上の数はあるわけないのですが、「ない」ことも記号を使って「ある」ことにすると、ずいぶん便利なのです。具体的な世界だけを見ている頭では考えられないことが考えられるようになります。思考の壁が突破出来るのです。

会社の倒産、個人の破産、などというのも、お金はないのに、ない部分をどこかから借りてきて穴埋めをしていたわけで、他人のお金を使っていたわけですよね。ないのは目には見えませんから、ごく普通に仕事が続いているように見えるのですが、貸してくれていた他人がもう貸さない、今まで貸していた分をただちに返せ、と言い始めると、お金の流れがぴたっと止まって、倒産という事態になります。

帳簿の上では、収入に対し支出が大きく上回っていたのでしょう。その分、銀行から借金していたわけです。借金も見えないものです。特別日常生活に変化が起こるわけではありません。ところが、借金取りが動き出すと、突然借金の恐ろしさが現実になります。貸した金を返さないのなら、こちらから取り立てるぞ、というわけです。

ないものはイメージしにくいのです。それをあざやかにイメージさせるのがマイナスという記号表記です。そしてマイナスという記号を作ってしまうと、プラスの世界の加減乗除がすべて同じように出来るのです。虚の世界が一挙に動き出すのです。

約束事を承認し、その記号を受け入れてしまうと、後は手順を踏むだけで、答えが出ます。これが数学の世界です。

数学的なわかり方は計算という手順を必要とします。マイナスでいえば、

3−5＝−2

という手順です。

これは3−5、ではなく、実は3＋(−5)である、という考えの手順です。

プラスとマイナスを加える時、マイナスの方が数が大きければ、数の大きいほうから小さい方を引いて、その数にマイナスをつけておけばよいのですが、それではマイナスの数字がたくさんならんだ計算はわけがわからなくなります。

−3−3−5＝？

など、これではよくわかりません。

この場合に、(−3)＋(−3)＋(−5)＝？

と書けば、マイナスを加えている、ということがよくわかります。だとすれば、マイナスばかりですから、これは全部足し合わせて、あとでマイナスをつければよいのです。

(−3)＋(−3)＋(−5)＝−(3＋3＋5)＝−11

これは、約束手順によるわかり方、といってもよいものです。

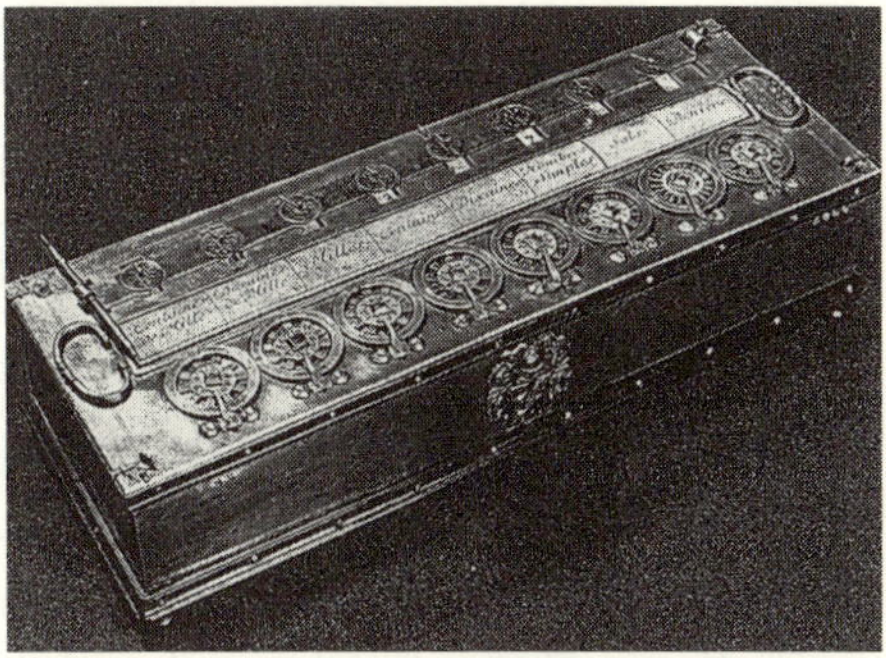

17世紀，パスカルが作った計算機.

一定の手順を進めれば、誰にでも同じ答えが出せます。機械に任せても答えは変わりません。機械に手順を処理する機能を持たすことさえ出来れば、後はその手順を「機械的」に進めてくれます。計算機というものが誕生し、コンピューターに進化したのはこのような手順を踏む、計算を処理するためです。

この、約束手順によるわかり方、というのは実は人によっては一番わかりにくいわかり方です。機械でも進められるくらい簡単なのに、なぜ？　と思われるかもしれません。

でも、考えてみてください。

数を見るだけで頭が痛くなり、目も耳も日曜になる、という人いますよね。筆者などそうです。なぜでしょうか？

以前にも述べましたが、わかったというのは感情なのです。

知らない花を見つけて、名前を教えてもらい、実はそれが前から知っていた花だったりすると、そうかと納得します。わかったと感じるのです。

一二本の線から組み立てられた絵を見ると、わけのわからない線の組み立てとは見ず、箱とわかるのです。ピンとくる（感じる）のです。

ところが、約束による手順は、その手順を進行させている間、何かを感じることはありません。進めるしかありません。

マイナス三とマイナス三とマイナス五を足すと、マイナス一一になるとしても、それは手順を踏んだ結果であって、出てきたマイナス一一に対してあまりピンとは感じません。

結果（答）が出た、と思うだけです。もし、マイナス一二となっていても、同じことです。

手順は冷たいのです。感情が入らないのです。

心は、そうだ、わかった！　と答えてくれないのです。

ですからマイナス一一という答えが正しいかどうかは、やはり別の手順で検証することになります。

$(-3)+(-3)+(-5)=-11$

今度は一一から三を引き、それからまた三を引き、それからまた五を引いてみます。ゼロになります。正しいですよね。マイナス一二の場合だと、一二から三を引き、さらに三を引き、さらに五を引いてみると、一残ってしまいます。計算が間違っていたのです。

この程度の計算なら、途中もわかっていますが、数字はいくらでも大きく出来ます。式の項目もいくらでも増やせます。

だんだんみかけが複雑になります。

その場合でも、ちゃんと正しく手順を踏んで処理してゆくためには、いろいろ規則（公式）を覚えておかなければなりません。

同じ符号のものはまとめて「括弧でくくってもよい」とか、式の左にあるものでも符号を変えれば右へ「移項できる」とか、右のものを同じやりかたで左に移項しても、値は変わらない、などというルールを覚えなければならないわけです。

このルール覚えの無機的なところが数字のきらいな人が生まれる理由のひとつです。ここを突破すれば、数字や数式も言葉と同じように想像の世界に飛翔させられるようになるのですが（なるのだそうですが）、そこへ行く前の約束事を覚える段階で、その「感じ」のなさに参ってしまうのです。

寅彦も言っているように、数字のわかり方は自分流にわかる、ということでは困るのです。3－5＝0では困るのです。どうしても、約束に従わなければなりません。答えは誰でも同じでないと困るのです。計算の結果はむしろ、コンピューターの方が正しいのです。これも、頭が痛くなる人が出る理由のひとつかもしれません。

法則は数字の世界に自立的に存在していて、自分で勝手に動かすことは出来ません。もともとは人間が考えついたものですが、考えつくのは手順と記号であり、その中身は自立しているのです。手順が面倒なので、その手順自体を記号化した部分が多いのです。

平方根を考えてみてください。

$\sqrt{2}$などというのを見ただけで、わからなくなります。「ルート二」は言葉で言えば「その数字を二乗すると二になる数」ですよね。そうすると、今度は二乗という約束事もちゃんと覚えておかなければなりません。「二乗とはその数にそれと同じ数をかけることである」という約束です。$\sqrt{2}$は手順を表す約束事ですから、覚えればそれでおしまいなのですが、あまりに抽象的です。どうもピンと来ません。

$\sqrt{2}$と見ると、どうしても2の平方根て何？　とその答がほしくなります。$\sqrt{2}$という表記自体が数そのものなのですが、頭がなんとなく納得してくれません。普通の数、具体的な数が見たくなります。

それで、$\sqrt{2}$は1.41421356 23……と覚えてみたりします。というより、覚えさせられたりします。こんな数字は覚えられるわけがありませんから語呂を合わせて、イヨイヨニイサン、あるいはヒトヨヒトヨニヒトミゴロ、などと覚えるわけです。この数列自体に何の意味もないわけですから、ピンと来ませんし、嬉しくも悲しくもありません。わからなくなる人がいて当然です。第一、イヨイヨニイサンでは終わらない数です。もっとどんどん続くのです。

コンピューターに$\sqrt{2}$計算の手順を覚えさせれば、コンピューターはいつまでも数字を打ち出し続けるでしょう。もともと、終わりのない理不尽な数なのです。

でも、本当は$\sqrt{2}$自体が数字ですから、こんな遊びは要らないのです。$\sqrt{2}\times\sqrt{2}=2$、あるいは

$(\sqrt{2})^2=2$という約束さえ覚えておけばよいのです。

このようなタイプの理解は規則に基づく理解です。数の世界という一種閉じられた構造を持つ現象に適用される特殊な理解のしかたです。数学は暗記だ！　という受験生向けのエッセイを読んだことがありますが、この手の約束と受験に出るような問題解きにだけついていえば、たしかにそんなところがあります。

第 5 章

どんな時に「わかった」と思うのか

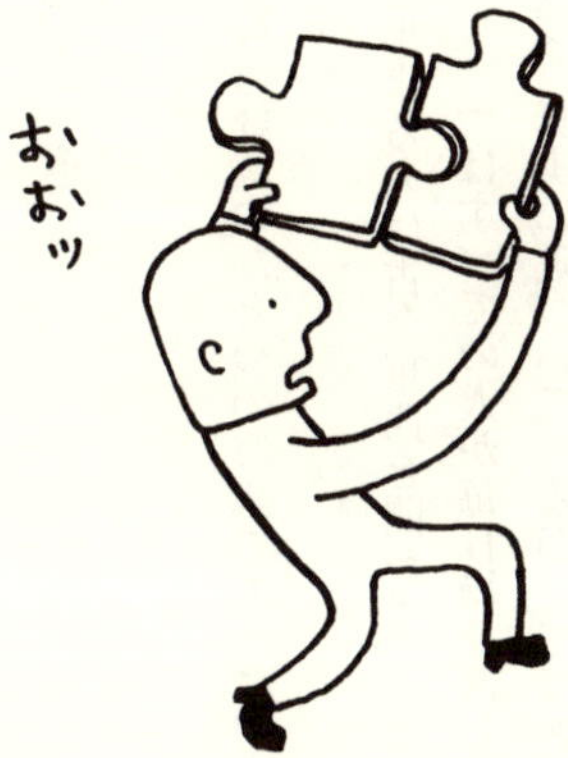

1　直感的に「わかる」

「わかった」という体験は経験のひとつの形式であって、事実とか真理を知るということとは必ずしも同じではありません。

真理を発見して興奮出来る人は古今東西を問わず、わずかな人たちにすぎません。しかし、「わかった!」「わからん!」はすべての人が毎日繰り返し繰り返し経験することです。わかったからといって、その都度、真実に近づいているわけではありません。わからなかったからといって、その都度、真実から遠ざかっているわけでもありません。「わかった!」からと言って、それが事実であるかどうかは、実はわからないのです。わかったと感じるのです。あるいはわからないと感じるのです。

納得する、という言葉があります。なるほど、と思うことです。「わかる」の別の表現ですよね。あるいは、合点がゆく、とも言います。これもわかるの別の表現です。あるいは腑に落ちる、とも言います。腑とは五臓六腑の腑です。臓というのは中国の古い医学で実質性の臓器のことで、腑というのは中空性の臓器のことです。たとえば肝臓は中が組織で満たされていますから臓で、胃は袋状のものですから腑です。わかると、お腹に充実感が生じると言っているのです。

禅の世界には悟りという言葉があります。まったくの門外漢が悟りなどという言葉をもてあそぶのはいささか不謹慎ですが、悟りは「わかった」体験に似ているのではないでしょうか。たとえば江戸時代の名僧、白隠禅師の『夜船閑話《やせんかんな》』には、「われ大悟すること数回、小悟することその数を知らず」などという表現が見えます。筆者は、「悟る」などという人生の大事件は一生に一度生じて、その後は人間として生まれ変わってしまうのだ、と思っていたのですが、白隠さんのいう悟りはそんなものじゃないようです。小悟することその数を知らず、です。たぶん、白隠さんはじっと座っていて、あるいは日常行動していて、時々「あ、わかった」「あ、わかった」と感じることがあったのだろうと思います。悟りというわかり方は決しておおがかりなものでなく、ごく日常的なもののようです。

ですが、白隠さんは何度も何度もいったい何を悟ったのでしょう。何がわかったのでしょう。何が腑に落ちたのでしょう。

わかる、という心理的体験のもっとも重要なところはここです。ただ、わかるということはなく、何かがわかるのです。

わかるためには「わからない何か」がなくてはなりません。「わからない何か」が自分の中に立ち現われるからこそ、「わかろう」とする心の働きも生まれるのです。

白隠さんはお坊さんですから、出家という決心をするに至ったなんらかの契機があったものと思われます。なぜ、今・ここに生きているのか、そのことにどんな意味があるのかがわからなくなったのかもしれません。その疑問が、何度も何度も小さく解け、時々は大きく解けた、と語っているのです。その内容は門外漢にはわかりようもありませんが、疑問に向かい続け、その疑問の答えが与えられる（すなわち、わかる）という、心の動きがあったのだろうとは想像出来ます。

話は飛びますが、日本で初めてのノーベル賞受賞者である物理学者、湯川秀樹さんは中間子というものの存在を夢の中で思いついたのだそうです。本人がそう言っていますから間違いはないでしょう。中間子というのは素粒子のひとつで陽子と中性子の間でやりとりされるものだそうです。しかも素粒子にはいくつも種類があるのだそうです。陽子というのは正の電気を持っているのだそうです。中性子は電気を持っていないから中性子なのだそうです。

すべての物質は限られた数の元素（酸素とか水素とか）から成り立っています。元素の数は一〇〇と少しくらいのものです。この元素がまた原子から出来ているのだそうです。その原子というのは原子核と電子から出来ているのだそうです。この原子核が、くだんの陽子と中性子から出来ているのだそうです。

われわれは酸素という空気中の気体をせっせと休むことなく取り込んで生活しています。酸素のない状態になるとたちまち死んでしまいます。われわれにとってこれほど大切な酸素ガスは酸素元素がふたつくっついて分子の状態になったものです。酸素は元素周期表の第八番目に位置し、その原子核は八個の陽子と八個の中性子から出来ています。この合計一六個の陽子・中性子のかたまりのまわりを八個の電子がグルグルと回っているのだそうです。八個の陽子は八個の正の電荷を持ち、八個の電子は同じだけの負の電荷を持ちます。このプラスマイナス差し引きゼロの状態で酸素原子は存在します。

ところで、電子は雲のごとく霞のごとく、ひろびろと広がっているのだそうで、なんだかかなり抽象的な状態にあるようですが、原子核の方はこの一六個の陽子・中性子（合わせて核子と呼びます）が狭い空間（狭いといわれても筆者にもよくわかりませんが、とにかくうんと狭い空間です）にひしめいているのだそうです。

陽子には正の電荷があります。六個の陽子があると、六個の正の電荷があることになります。正の電荷と負の電荷はおたがいに相殺しあって安定ですが、同じ電荷ばかりだとおたがいに反発します。プラス電荷が六個も狭いところでひしめいていると、電気的にはとても同じところで一緒にはやっていけないはずです。反発しあってバラバラになるはずです。ところがそうはならないのです。反発しているはずのものが、なぜだか一緒になっている。それはなぜかということが、湯川さんが若い頃、つまり昭和初期、一九三〇年代の物理学の大問題だったのだそうです。ところが、こんな難しくて面倒な問題を湯川さんは夢の中で解いたというのです。つまり、中間子という素粒子を仮定すれば、くっついていることが出来るんじゃないか、と思いついたのです。中間子が陽子から中性子へ移ったり、中性子から陽子へ移ったりすることで、同じ正の電荷を持つ陽子同士をしっかり結びつけているのだ、と「わかった」のです。

客観世界の、それも目に見えない極微の世界の構造が、湯川さんの頭の中では見えていたのです。しかも、ここがわからない、というところもちゃんとわかっていたのです。ま、もっともわかるといっても理論の世界ですから、わかったぞ！　と思った後は、陽子と中性子の相互関係を数学的に計算して、その力やその大きさがどのくらいでなければならないか、という裏付けをやらなければならず、その結果、その力はどれくらい、その大きさは電子の二〇〇倍くらい、などという具体的な予測に発展するわけですが、核子を結びつけるきずなの、おおよその様子、おおよその仕組みが、夢の中でわかったのだそうです。

実際、その後、二〇年ほどして湯川さんの予想した質量を持つ中間子が発見され、彼の考えの正しさが実証された、ということです。ただ、中間子は次から次へと違うタイプが発見されて、湯川さんの理論に合うのもあれば、合わないのもあって、それらの説明が大変なのだ、とリチャード・ファインマンさんは言っています。

夢でわかる、というのはいったいどういうことなのでしょうか。実はわれわれの心はいくつもの層をなしており、意識して考えている層というのは、そのいくつもの層の一番上層にすぎないのです。そのことにばかりに集中して取り組んでいる学者にとっては、意識に上らない層でも、問題解決に向けて心が働いているのです。夢では、この普段意識に上らない層の活動が活発化し、疑問を解いてくれたのです。

白隠さんの小悟・大悟と湯川さんの夢の中での中間子発見というわかり方では、わかるべき疑問の内容がまるで違いますが、心の動きはそう違わないのです。疑問があって、常住坐臥《じょうじゅうざが》、それを前から眺め、横から眺め、上から眺め、下から眺め、回して眺め、落として眺めていると、そのうち心がそれを解いてくれることがあるのです。頭が解くのでなく、いわば身体が解いてくれるのです。座禅して存在の疑問に立ち向かっている場合は、その解答がある体験（悟り）として立ち現われ、科学の疑問に立ち向かっている場合は、その解答の筋道が方程式となって立ち現われるのです。

このようなわかり方はよく「直感的にわかる」、というふうに表現されます。直感的にわかる、といってても外の世界から答えが頭の中へ飛び込んでくるわけではありません。あるいは答えが頭のどこかにあって、その答えに直達する、ということでもありません。答えは外にも中にもないのです。ちゃんと自分で作り出すのです。ただ、その作り出す筋道が自発的な心理過程に任されていて、意識的にその過程が追いかけられないとき、われわれはほかに表現のしようがないので、直感的にわかった、という表現を使うのです。飛躍があって答えに到達しているのでは決してなく、心は心なりにある必然的な方法で、疑問を処理し、答えに到達しているのです。ただ、その経過が意識されていないだけです。

その方法は白隠さんでは多分ただ座るということ、あるいはただ深く呼吸するということであり、湯川さんの場合は物理学の概念、記号、相互関係の法則、数式などを駆使する、ということなのです。

2 まとまることで「わかる」

また別のわかり方があります。

本を読んでその内容がわかる。テレビドラマを見てその内容がわかる。友人と会話してその意味がわかる。職場で仕事を与えられて、その仕事の内容がわかるなどという時のわかるです。白隠さんや湯川さんのわかったとは、ちょっとまた違います。本を読んでその内容がわかるというのは実は大変なことなのです。だいたい、そんなことは人間だけにしか出来ません。それだけでもこれが生物にとってどれだけの大事業であるかわかろうというものです。

まったくランダムに手元の文章を引用してみましょう。

「日曜日の昼近く、どこかに出かけたらしく妻の姿もない。やや二日酔い気味ではあったが、やや空腹でもあった。『茶碗一杯の冷やご飯を電子レンジで一分間加熱し、そこにバターと梅干しを乗せる。青のりを少々振りかけ、箸でほぐしながら食べる』、とそこに書いてあった。材料が全部あったので、やってみたらこれがなかなかうまい」(『図書』二〇〇一年一号、椎名誠「バター梅ごはんの陰謀」)。

椎名さんは「茶碗一杯の冷やご飯を電子レンジで一分間加熱し、そこにバターと梅干しを乗せる。青のりを少々振りかけ、箸でほぐしながら食べる」という文章を読んで、その指示に合わせ、この不思議な食べ物を作っています。ごく当たり前の行動ですが、この文章がわかるためには実はたいへんな積み上げが必要です。

まず茶碗の意味がわかっていなければなりません。一杯の意味も必要です。冷やご飯、電子レンジ、一分間、バター、梅干し、青のり、箸の意味も知っていなければなりません。つまり意味記憶（第3章参照）を蓄えていなければなりません。どのひとつの単語の意味がわからなくても、このご飯は作れません。さらには、「電子レンジで」の「で」、「梅干しを」の「を」、「青のりを」の「を」、「箸で」の「で」というさりげない助詞の意味もしっかり知っている必要があります。これだけの言葉の意味を知るためには、外国人なら少なくとも数年間の熱心な日本語学習が必要です。

たぶん茶碗は水屋か何かにしまってあることでしょう。まずそれを出してこなければなりません。冷やご飯はどこにあるのでしょうか。冷蔵庫にラップに包んであるのでしょうか。おひつに入っているのでしょうか。電気釜に入っているのでしょうか。これも探し出さなければなりません。電子レンジの使い方も知っていなければなりません。電子レンジを一分間にセットしてスイッチを入れる、という操作が必要です。出来上がったら、青のり、バター、梅干しを集めてこなければなりません。これらを温めたご飯の上へ載せるわけです。最後に箸でほぐす、という言葉も理解していなければなりません。ほぐす、がわからなければ、辞書を引いて意味を調べなくてはなりません。

これだけのさまざまな情報がこの文章には詰め込まれています。そしてこれを読んだ椎名さんは読んだだけで、あ、これなら出来る、と判断します。そして予想通り、無事梅干しバターご飯が完成します。つまり、わかるという経験は、たくさんの心像が梅干しバターご飯というひとつの心像にまとめあげられた時に生起します。わかった、これなら出来る、と感じられるのです。そう感じられただけでなく、実際にも自分の行動に置き換わったわけです。無事梅干しバターご飯が実現したのです。

そんなこと当たり前やないか、と思われるかも知れません。では次の文章はどうでしょうか。

曹洞宗を興した鎌倉時代の高僧、道元の文章です。

「自己をはこびて万法を修証するを迷とす。万法すすみて自己を修証するは悟りなり」（道元『正法眼蔵』のうち「現成公案」より）

文法的には特に難しい日本語ではないのですが、よくわかりません。これをわかるためには自己、運ぶ、万法、修証、迷、すすむ、悟りという言葉を調べて、その意味を知らなければなりません。でも、これらの言葉の意味を知ってみても、よくわかりません。同じ日本語でもわかる文章とわからない文章があるのです。意味がとれない時、われわれはどうするでしょうか。

何度も何度も読み返します。「自己をはこびて万法を修証するを迷とす。万法すすみて自己を修証するは悟りなり」と、また読むわけです。

なんだかわかったような気がします。でもよくわかりません。もう一度読んでみます。「自己をはこびて万法を修証するを迷とす。万法すすみて自己を修証するは悟りなり」。やっぱりわかりません。頭に持ち込んだバラバラの概念はバラバラのままで、ひとつにまとまらないのです。これは古い日本語だからわからないのかもしれません。現代文に翻訳すればわかるでしょうか。

現代語訳にはこう書いてあります。

「自己の立場から、あれこれ思案して、ものごとの真実を明らかにしようとするのが迷いである。ものごとの真実が自然に明らかになるのが悟りである」。これは禅文化学院というところの人たちによる説明です。少しわかったでしょうか。筆者にはやっぱりわかりません。ものごとの真実が自然に明らかになる、というところがよくわかりません。これではわかるまい、と思われたのか、さらに要約というのがついています。

「要約。自己をむなしくして客観を生かすことによって、真実が明らかになる」。ますますわかりません。わからないときはもう一度、ついつい読んでしまいます。「自己をむなしくして客観を生かすことによって、真実が明らかになる」。やっぱりよくわかりません。自己をむなしくする、とはどういうことなのでしょう。客観を生かす、とはどういうことなのでしょう。真実が明らかになる、の真実とは何なのでしょう。わかる人にはわかるのでしょうが、わからない人にはちんぷんかんぷんです。二段構えの現代文の説明でも、よくわかりません。客観というのは自分より外の現象です。その現象の中に真実がある、と言うのでしょうか。それなら科学者は悟れるのでしょうか？　よくわかりません。

この文がわかる人は多分、悟ったことのある禅家、あるいは悟りたいと日々行を続けている禅家の人たちでしょう。道元のこの文をなぞることで、その言語表現が自己の体験をうまく表現してくれている、と感じられる人たちです。そのような人たちにはこの文が自己の経験に置き換えられ、その通りだ、とわかるのです。わからない場合は心像はひとつにまとまってくれません。いつまでもわけのわからない言葉のつながりのままです。日本語なら誰にでもわかる、というものではありません。わかるためには、その背景になる経験が必要です。説明するとますます心像が増えます。ますますわからなさが増大します。道元のこのダイヤモンドのような表現はギリギリ一杯の言語表現なのです。これ以上短くできないものです。これを理解するには、この心像群の数をさらに減らす方向に向かわないと、わかったことにはならないのです。

わかる、とは自分のものにすることです。長々と文に表現されているものが自分の概念（心像）としてひとつのイメージにまとめられることです。そうなると、今度はそのわかったことを自分の言葉で表すことが出来ます。バター梅ご飯の作り方を書いた椎名さんも、悟りの本質を書いた道元さんも、自分の持っている概念（心像）を、相手に伝わるような言葉に解きほぐしてくれているのです。

その文を読むわれわれはその解きほぐされたものを、もう一度、われわれの心の中で、解きほぐされる前の心像へまとめ直さなければなりません。うまくまとめられると、わかったという感情が生じるのです。心像の数を減らせるのです。このまとまりある心像はモノのイメージとか単語のイメージといった単純な水準のものではありません。それより一段も二段も複雑な心像の複合ですが、ひとかたまりになったものです。

わからないと道元さんの文を読まされた時のように、何度も繰り返して読み返すことになります。心像は羅列されたままで整理されないのです。

3　ルールを発見することで「わかる」

頭の中の心像が整理される、つまり心像の数が減るというのはどういうことなのかを別の角度からもう少し考えてみましょう。

カード分類法という心理テストがあります。たとえば、机の上に四枚の見本カードが置かれます。手には何十枚かの似たようなカードを渡されます。このカードを見本のカードのどれかに合わせてゆくというゲームです。自分で考えて合わせてゆけばよいのですが、一回一回、検査者から、そうです、あるいは違います、というチェックが入ります。そうです、といわれている限りは自分の考えで合わせ続ければよいのですが、違います、といわれた場合はそれまでの合わせ方を中止して、違う合わせ方を考えなければなりません。それがこのゲームのルールです。

四枚の見本カードにはさまざまな模様が描いてあります。たとえば次頁の図に示したようなものです。この見本カードのどれかの下へ持ちカードを好きなように合わせてゆくのです。たとえば、最初の持ちカードには黄色い三角が三個描いてあるとします。これをとりあえず同じ黄色の見本カードの下に置いてみます。検査者が「そうです」と言います。それでよかったみたいです。

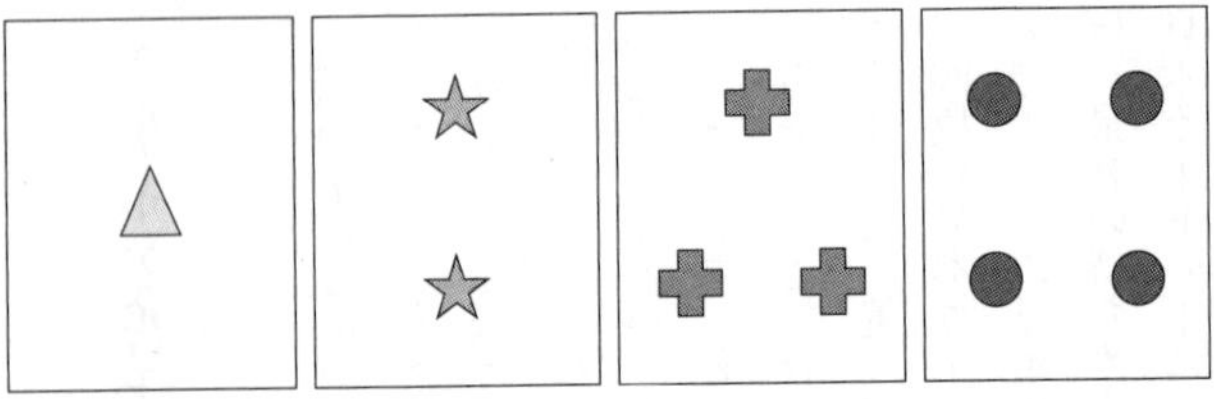

カードテストのカード．黄色い三角１つ，緑の星２つ，赤い十字３つ，青い丸４つ．

このゲームは色合わせなのでしょう。

次のカードを見ます。今度は赤色の三角がふたつ描かれたカードです。色合わせと考えましたから、そのカードを赤色の十字三つのカードの下に置いてみます。検査者は「そうです」と言います。やっぱり色合わせです。次のカードを見ます。今度は緑の星形がひとつです。これを緑の星ふたつのカードの下に置きます。検査者は「そうです」と言います。

次のカードを見ます。黄色い十字ふたつです。これを黄色い星ひとつのカードのところへ置きます。ところが、今度は検査者が「違います」と言います。色合わせはもう駄目なのです。なにか別の合わせ方をしなければなりません。色のほかにどんな合わせ方があるのかしらん。しばらく考えなければなりません。そのうち気が付きます。あ、そうか形がある。じゃ、形で行こう、と決めます。そして、この黄色い十字ふたつを赤い十字が三個描かれているカードの下へ置いてみます。検査者は「そうです」と言います。そういうことだったのです。

次のカードを見ます。緑の星四個です。今度は緑の星ふたつのところへ置きます。検査者は「そうです」と言います。次のカードにかかります。と、いうふうにやってゆきます。これを何十枚もやるのです。

テストによって少しずつ違いますが、被験者に期待されているのは、ゲームのルールを発見することです。ルールは検査者によって予告なく変えられます。それに対し、そうです、違いますだけのガイドによって、自分で試行錯誤を重ねつつ、見本カードが色、形、数という三種の属性を持っていることを発見し、このどれかの属性に合わせて分類を続け、違いますと言われれば、その時は分類基準を別の属性に切り替えなければならないというルールです。簡単そうに見えますが、自分でルールを発見するのは意外に大変です。実際、この検査法が最初に発表された時の論文を見ますと、検査対象にされた大学生のうち何人かは最後までルールが発見出来なかったと書いてあります。

脳損傷の場合は、特に前頭葉と呼ばれる部位の損傷でこのテストの成績が落ちることが知られています。色なら色で合わせ始めると、違うと言われても何が違うのかわからず、一応は別の合わせ方を始めますが、ルールに基づくわけでなく、あてずっぽうで始めますから、一貫性がなく、めちゃくちゃになってしまいます。あるいは、いったん始めたやりかたを頑固に続けたりします。

黄色い三角ひとつ、緑の星ふたつ、赤い十字三つ、青い丸四つ、などのきれいなカードを見て、ただきれいだなと思うのでなく、色がいろいろあるな、四種類あるのか、とか、形の数もいろいろあるな、これも四つかなどと考えられるのは、われわれの心に、見せられた絵から色とか数とか形という共通の属性を抜き出す力があるからです。前章で述べた分類によるわかりです。これは文章ですから、赤い十字がふたつ、とその属性を言語化していますが、実際はカードの絵模様を見ているだけですから、テストを受けている本人が、赤い十字がふたつ、とその絵を分析的に見ているかどうかは保証の限りではありません。ただ、見ているだけかもしれません。ひょっとしたら、手に持ったカードの十字の形が不ぞろいだ、とか、色の塗りがはみ出しているぞ、とか、十字の並びがずれているぞ、などと気にしているかもしれません。紙作りの専門家ならこの紙は輸入ものだとか、何ミリの厚みを持っているな、など紙そのものに興味を持つかもしれません。清潔好きの人なら、これ汚れてるな、触るのいやだなと思っているかもしれません。

具体的に見るか、抽象的に見るかは、心の構えによって異なります。何を目的にカードを見ているかによって異なるのです。何十枚かのカードを一枚一枚眺めている限りは、その数だけの異なった情報です。しかし、色で分ける、ということがひらめいたとたんに、このたくさんのカードがたったの四群(黄・赤・青・緑)に整理出来ることになります。

問題はその次の段階です。いったん色で合わせ始めた後、「違います」と言われた時どうするかです。とりあえず、色での合わせは止めて、別の合わせ方を見つけなければなりません。形、あるいは数へ、合わせ方を切り替えなければなりません。おおげさに言えば、今までの慣れ親しんだ考え方を捨て、別の考え方を発見しなければならないのです。このカード群は色のほか、形あるいは数という三種の属性によっても整理出来ることに気づかなければならないのです。

そして、合図にしたがってこの三種の分類法を適当に切り替えてゆく、というゲームの規則を発見するわけです。

このテストは心の働きについて重要な示唆を与えてくれます。いったん始めた考え方に沿ってものごとを処理してゆくのはそれほど難しいことではありませんが、その分類方法を検査者のそうです・違いますというガイドに合わせて、その都度切り替えてゆくという一段高いルールを発見するのは難しいことなのです。

思考という心の営みの一つの目的は、みかけの世界（知覚心像の世界）の背後にあるルールを発見しようとすることです。カード分類は検査する人間が人為的に準備したルールですから、答えが用意されていますが、現実の世界では誰も、そうです・違います、とは言ってくれません。答えは用意されていないのです。答えは自分で発見しなければなりません。

ニュートンはリンゴが落ちるのを見て引力を発見したのだそうです。なだれは豪快に山を崩して流れ落ちます。滝は轟々と大量の水を落とし続けます。椿の花は突然ポトンと落ちます。タンポポの綿帽子はふわふわと飛びますがやがては落ちます。ほこりもふわふわ空中を浮遊していますが、気が付くと全部床や机に積もっています。すべては落ちます。当たり前のことです。でも、この現象を見て、地球がすべてのモノを引っ張っているのじゃないかと考えたところがニュートンの偉大なところです。すべてのモノは落ちると知っているのと、地球の引力のためにモノが落ちると考えるのとでは、わかり方の水準が違っています。

すべてのモノは落ちる、と考えるのは知覚的な経験を積み重ねた結果であって、記憶に裏打ちされたわかりです。これに対して、落ちるのは実は地球がモノを引っ張っているからだと考えるのは、「すべては落ちる」という規則の、さらにその理由を考えることになります。カードテストにひきつけて考えると、すべては落ちるという理解のレベルは、それぞれのカードは色・形・数のどれかが違っているな、という段階のわかりに対比出来ます。地球がモノを引っ張っているのだと考えるのは、色・形・数による分類を合図に合わせて適当に切り替えるという次の段階のわかりに対比出来ます。

ニュートンが打ち立てた、すべてのモノは引力を持つという万有引力の法則は、彼の時代には仮説に過ぎませんでしたが、現代では具体的に知覚することが出来るようになりました。地球をめぐる人工衛星を打ち上げるには、引力に抵抗するだけの力が要ります。その力がどれくらいすごいものであるかは、米国のケープカナベラルや鹿児島県の種子島から打ち上げられるロケットが噴射する排気ガスのものすごさから実感することが出来ます。あるいは宇宙飛行士の映像を見て、いったん地球の引力圏を脱したら、モノが落ちなくなることをこの目で見ることが出来ます。

もうひとつ例をあげてみましょう。

ルイ・パスツールというフランスの医学者は生命の自然発生説を打ち破った人として歴史に名を残しています。

それまで生命というものは自然に発生する、つまり湧いて出る、と思われていました。最近はどこもかも清潔で、あまり目にはしませんが、ものが腐敗するとかびが「生えたり」、うじが「湧いたり」します。動物の死骸にはものすごい数のうじ虫が湧きます。医療の乏しい時代は自分の傷口にさえうじが湧きました。この生える、湧くという表現はわれわれの祖先の現象理解を反映しています。自然に発生してくる、という理解です。

お酒を造る麴菌、フランスの場合はぶどう酒を作る麴菌も、パスツールの時代には自然に発生するものと考えられていました。パスツールは違いました。この経験的なわかり方に疑問を抱いたのです。何もないところから、何かが現われることなどないのではないかと考えたのです。そうだとすれば、麴菌はあたりに浮遊しており、それがどこかに付着して増殖を始めるのだろう、と考えられます。そこでパスツールは麴菌を培養するためのフラスコ内の培養液をいったん沸騰させ、もともと付着しているかもしれない麴菌を全部殺してしまう、という実験を考えつきました。麴菌が存在しない状態が作り出せれば、そこからは麴菌は決して出現しないはずです。そして実際、あらかじめこの処置を施しておくと、そのフラスコにはいくら待っても、決して麴菌が

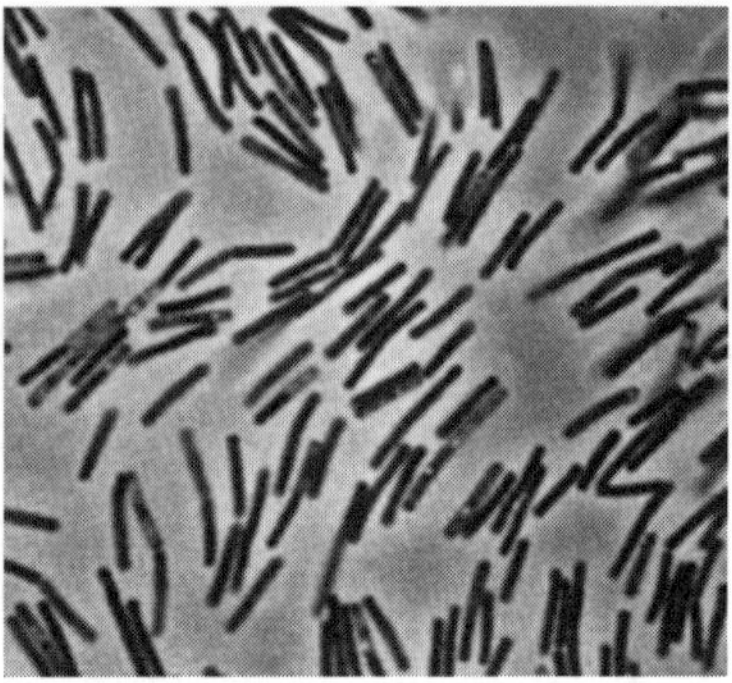

これが炭疽菌．（写真　PPS）

発生しないことを確認したのです。

こうしてパスツールは菌は菌からしか発生しない。すなわち、決して自然には発生しない、という生命現象の一大ルールを発見したのです。

炭疽《たんそ》菌という当時ヨーロッパで大変恐れられていた菌がありました。菌かどうかすら、はっきりしなかったのですが、顕微鏡でみると糸のようなものがいっぱい見えたのです。この糸状のものが生命体であって、いくらでも増殖する細菌だ、ということを確かめたのもパスツールです。彼はフラスコの中でこの菌を飼い、しばらく増殖させてからその中のわずか一滴だけを別のフラスコの培養液にたらし、またしばらくするとその一滴を別の溶液にたらす、という手順を、なんと一〇〇回も繰り返したそうです。そして一〇〇回目のフラスコから得たものでも炭疽病を起こさせることが出来ることを見つけたのです。つまり、生命体でなければただの物質ですから、一〇〇回も薄めればほとんどなくなってしまって、毒性も消えるはずです。生命体で増殖するものなら、一〇〇回薄めても、その都度増え続けているでしょうから、毒性は消えないはずです。

いったい何を根拠に、こんな信じられない面倒な実験を続けたのでしょうか。当時炭疽菌は生命体とは見られていず、ただ病気に附随して出現するもの、という説の方が強かったのですが、彼はその考えに納得がゆかず、生命体のはずだと考えたのです。そうだとすれば、自分の発見した、生命体は生命体からしか生まれない、というルールが成立するはずです。生物なら増殖させられるはずだ、というのが彼の予測です。その予測を証明するために、こんな辛抱強い実験を行ったのです。そして、予想通りの結果を出したのです。

生命体は自然に発生するものでは決してない。かびや細菌は生命体で、どこかからもたらされて、増殖するもので、その場で湧いて出るものではない、という原理（引力の法則のように数式化されるものではありませんが、これも立派な原理です）は、その後、外科的な外傷の治療に応用され、その普遍的な正しさがたちまち明らかになりました。イギリスのリスターという外科医がこのパスツールの考えを応用したのです。それまでの外傷治療は感染・腐敗が多く、死亡率も高く、惨憺たる有様だったようです。パスツールの仕事を知ったリスターは、傷口や手術部に腐敗菌を入れないようにすれば、この病気はよくなるはずだ、と考えたのです。そのため、傷口を石炭酸液という強い殺菌力のある液で洗浄し、同時に新しい細菌が入らないように傷口や手術部を清潔に保つよう心がけ、さらに手術部に清潔な包帯をあてがうことを考え出しました。その結果、炭疽病を大幅に減らすことに成功したのです。消毒と感染予防は今も医学の原点です。

4　置き換えることで「わかる」

次の文章を読んでみてください。

「太陽―地球間の距離は約一億五〇〇〇万キロメートルあり、一秒間に三〇万キロメートル進む光でさえも、太陽から地球に到達するのに約八分二〇秒間かかります」（富田弘一郎『星座12カ月』、岩波ジュニア新書）

事実が平明に述べてあり、どこにも難しいところはありません。しかし、一億五〇〇〇万キロメートルという距離がいったいどれくらいのものなのかはすぐにはわかりません。すごく遠いとは思いますが実感は出来ません。一秒間に三〇万キロメートルの速さ、というのもどのくらいなのか、実感は伴いません。この信じられない高速でも、太陽と地球の間をつなぐには八分以上もかかる、というところでやっとその遠さの感じがわかります。というか、わかったような気がします。八分、というのはわれわれの感覚で把握し得る長さだからです。この距離がピンとくるためには、日頃から距離の感覚に親しんでいる必要があります。一キロメートルというのはだいたい家から駅までだ、とか、二〇〇メートルのトラックなら五周分だとか、マラソンの距離が四二キロちょっとだとか、東京と大阪の距離が確か五〇〇キロぐらいだとか、地球一周で約四万キロメートルだとか、さまざまな距離感覚が蓄積されている人だと、ある程度わかります。

そうでないと、この一億五〇〇〇万キロメートルという平明な数字は、情報としてはわかっても、実感としてはわかりません。あるいはこの数字を15×10^7、つまり一〇の七乗と考えた方がその距離を実感しやすい人もいます。いずれにしても平明で客観的なデータであっても、実感的にわかるためには自分が操作出来る手持ちの心像に置き換えなければなりません。

自分の操作出来る心像に置き換えるとは、新しく取り込んだ情報を既知の情報に置き換えることです。あるいは自分の言葉、自分の思考単位に置き換えることです。

地球と太陽の距離が一億五〇〇〇万キロメートルだと覚えても、本当にわかったとは言えないのです。その証拠に、それってどれくらい遠いの？　と誰かに尋ねられてもウーンとうなってしまうだけでしょう。あるいは一キロの一億五〇〇〇万倍だ！　文句あるか！　ということになってしまいます。富田さんはちゃんとわかっている方ですから、この距離は光速で八分以上もかかる距離だよ、と感覚になじみやすい置き換えを用意されているわけです。

山下清という画家がいました。戦後すぐの頃に活躍した方ですが、細かい描き方で印象的な名作を数多く残しています。この人は知的に少し遅れており、施設で暮らしていましたが、時々施設を抜け出して行方がわからなくなってしまうので有名でした。主に線路づたいに、それも裸姿で、日本中を歩き、「放浪の画家」「裸の大将」などと呼ばれました。

ところでこの人にはすべてを兵隊の位で考えるくせがありました。自分の絵の腕前はどれくらいかと尋ね、相手に「佐官くらいかな」と言われると、「佐官くらいか」と納得します。さらに「梅原龍三郎が大将かな。それで俺が佐官かな」と、自分のよく知っている大画家も兵隊の位に置き換えて、自分の位と比較します。式場隆三郎という医師が彼の才能を認め、育てたのですが、この自分の先生についても、「先生は俺よりうまいかな。先生は兵隊だとどれくらいかな」と考えます。

何かの価値を判断しようとすると、比較が必要です。それだけがポツンとひとつ存在することはありません。何かほかのものとの関係において存在します。それも自分の知っている何かとの比較が必要です。彼はその比較の基準を兵隊の位に置いていたのです。兵隊の位は階層性がはっきりしており、位が下位のものは位が上のものの命令に絶対に服従しなければなりません。その位は、将官（大将・中将・少将）→佐官（大佐・中佐・少佐）→尉官（大尉・中尉・少尉）→下士官（曹長・軍曹・伍長など）→一等兵→二等兵→新兵というふうに並んでいました（現自衛隊ではなく、旧日本軍の話です）。山下さんにとってはもっとも具体的な偉さの順序だったわけです。

でもわれわれは山下さんを笑えません。われわれもいろいろな価値基準を持っていて、それとくらべています。勲一等、勲二等、勲三等などという勲章制度はその例です。人を評価するのに順番をつけて評価しているのです。それも数字という超具体的なものを使っています。兵隊の位よりもっと即物的です。

大人の中には自分の子供に向かって「お母さん好き?」などと問いかけるとんでもない人がいます。「うん、好き」と答えさせて満足します。そして「どれくらい好き?」と追い討ちをかけます。子供は「これくらい!」と両手をいっぱいに広げます。じゃ、「お父さんは?」というと、子供は少し考えて、両腕の広げ方をもうすこし狭くして「これくらい」と答えます。困ったことですが、愛情を大きさに置き換えさせようとしているわけです。

ことほどさように、置き換えによる理解はわれわれのわかり方としては非常に大きな位置を占めています。あらゆる意味は置き換えによって、その意味をいっそうはっきりさせることが出来ます。たとえ話による理解はその典型です。たとえに使われる具体的なイメージが意味理解を助けてくれるのです。

道徳というのはたいへんわかりにくいものです。人はこれこれしなければいけない、などと言われてもなかなかわからないものです。他人には愛情を持って接しなければならない、などと教えられてもその正しさはわかったつもりでも、なかなか具体的にはわからないものです。その難しさをたとえ話がわからせてくれます。

「北風と太陽」というイソップの物語がありますね。

北風と太陽が自分の力を競います。でも相手の力がどれくらいなのか、おたがいにわかりません。そこで二人は眼下の野原を歩いている旅人の外套を脱がせる競争をします。脱がせた方が相手より強いはずです。まず北風です。北風は旅人の外套を吹き飛ばそうと恐ろしい顔をして、力一杯風を送ります。寒い北風にびっくりした旅人はますます強く外套を身体に巻きつけます。どうしても外套を吹き飛ばすことが出来ません。今度は太陽の番です。太陽はニコニコと、ただ笑っています。野原はだんだん暖かくなります。旅人はだんだん暑くなります。そのうち汗もかき出します。窮屈で暑苦しい外套を脱ぎ捨てて、旅人もニコニコと歩きつづけます。太陽の勝ちです。

太陽。北風。野原。外套をしっかり着込んで道を急ぐ旅人。という具体的なイメージ。強風に吹き飛ばされそうなイメージ。太陽が輝いて外套を脱ぎ捨てるイメージ。それぞれきわめて具体的です。太陽は愛情や寛容のシンボルと考えると、愛情の方こそ、人を変えさせる力があるんだなということがイメージ出来ます。ただ厳しくしたからといってうまくゆくものではないんだな、ということも具体的にイメージ出来ます。さらには自発的に変化するような環境を作らないといけないのだなとか、強制的にやっても変えさせることは出来ないのだなとか、さまざまなことが連想されます。愛情についての百万言の説教より、この簡単な話の方が強力なメッセージを含んでいるように思えます。

大脳損傷が起こると、その部位によっては、たとえをたとえとして理解出来なくなることがあります。具体的なイメージから、別の意味を汲み取ることが出来なくなるのです。たとえば、サルモキカラオチルという表現があります。このような場合、サルモキカラオチルの文字通りの意味はわかっても、その意味には人間行動一般が含まれているということがどうしてもわからなくなります。サルモキカラオチルがことわざである、ということはわかっていても、です。字づらの意味のほかに、別の水準の意味があるはずだとわかっていて、なおかつ、意味を飛躍させることができないのです。猿は木登り名人で、樹上で暮らす動物だとは知っていても、この猿を自分の持っている名人一般のイメージと比較することが出来なくなるのです。

ひとつの心像だけではわかるという経験は起こりません。自分の持っている何かほかの心像と置き換えられたとき、あ、そうか、とわかるのです。そういう比較が出来ないと、その心理的事柄はほかの心理的事柄と無関係なままです。おたがい無関係なままでは新しい意味は生成出来ず、新しい理解は出現しません。

第 6 章

「わかる」ためにはなにが必要か

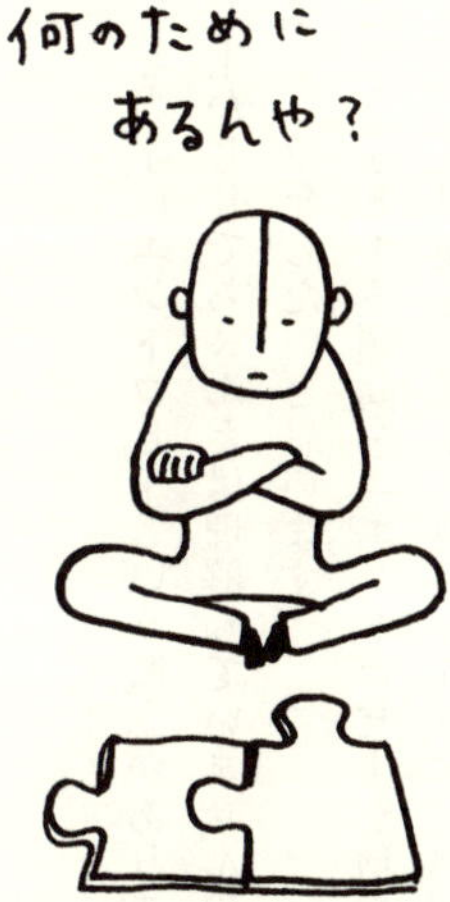

1 「わかりたい」と思うのはなぜか

話が飛躍しますが、熱力学にエントロピーという概念があります。エントロピーそのものの正確な内容は筆者自身も生かじりでちゃんとは理解していませんので省略しますが、大変面白い概念なので、そのあらましを紹介したいと思います。

エネルギーが均等になろうとする傾向を「エントロピーが増大する」と理解します。たとえば鉄の棒の先端を暖めると、反対側もたちまち熱くなります。熱が広がってしまったのです。温かいゆで卵を手の中で弄んでいると、だんだん冷えてきます。熱が放散してしまうのです。ある高さにあるものにはあるエネルギーが蓄えられています。このエネルギーは、いつかは拡散し消滅します。鳥取県の大山は少しずつ崩れています。高所にあることで局所に溜められていたエネルギーは崩れるという形で放散し、均等になろうとします。

全体としてのエネルギーは不変だそうですが、一箇所に溜められているエネルギーは必ず減少して均等化されます。これがエントロピーの増大ということです。熱は放っておけば、必ず下がります。上げるためにはどこかからエネルギーを補給してやる必要があるのです。

お風呂の湯船に赤インキを一滴落とすと、あっという間に広がってしまいます。落とした時のまま、その一点にとどまっていることは決してありません。まとまっているためにはエネルギーが必要です。そのエネルギーがたちまち風呂一杯へ拡散してしまうのです。

このように物理的世界ではエネルギーは必ず放散する方向、減少する方向へ向かいます。常に均等になろうとします。大山は崩れる方向へ、熱は冷める方向へ、赤インクは薄まる方向へと向かいます。エントロピーは常に増大するのです。

生物は物理世界と違って、エネルギーが放散せず、逆に集まってくる不思議な存在です。それ以外の世界がエントロピーを増大させようとするのに抵抗してエネルギーを補給し続けています。このためにはどこかでエネルギーを作り出さなければなりません。実際、われわれの身体は必死にエネルギーを作り続けています。その結果外界が氷点下になっても、体温を三六・七度に保つ、などという離れ業が出来るのです。寸時も休まず呼吸を続け、毎日毎日食事を補給し続けなければならないのは、生命体というエネルギー生産工場が決して休むことを許されない種類の工場だからです。休むときは命の終わりです。

エントロピー増大の法則は自然界が均一化、つまり無秩序へ向かう傾向を持っていることを示しています。これに対し生命体は秩序を持っています。秩序を維持するためには、エントロピーの増大傾向を防がなければなりません。というか、エントロピーを減少させる方向に向かわなくてはなりません。

エントロピー増大は、熱の放散現象が原点です。あるところに熱を加えると、その部分の分子の動きが活発になります。おたがいに衝突し始めます。この動きは一箇所に閉じ込めておくことは出来ません。どんどん拡大して、平均化してしまいます。ある部分だけが活発な分子運動を続けることは出来ないのです。

なぜ生命体はこの自然な傾向に反することが出来るのでしょうか。

これを分子レベルで考えてみましょう。まず、何かの気体、酸素なら酸素の詰まった閉鎖空間を想像してみてください。この空間では、どこにも同じ程度に酸素分子が分布しています。これが自然な状態です。エントロピーが最大の状態です。今度は、この均質な状態がいつのまにかさかんに運動している分子の集団とあまり運動しない分子の集団に分かれてしまった、という光景を想像してみてください。盛んに運動している部分は熱を持ちますから、空間の一部に自然に熱い部分が発生した、ということになります。エントロピーが減少したのです。無秩序の世界に秩序が生まれたのです。

秩序ある世界とは整理整頓された世界です。分類された世界です。この空間に熱い部分とそれほど熱くない部分が作られたのです。分類されたのです。分類するためには、誰か、あるいはなんらかの装置が、この分子はよく運動する活発なヤツだからうちの仲間へ入れようと、その分子

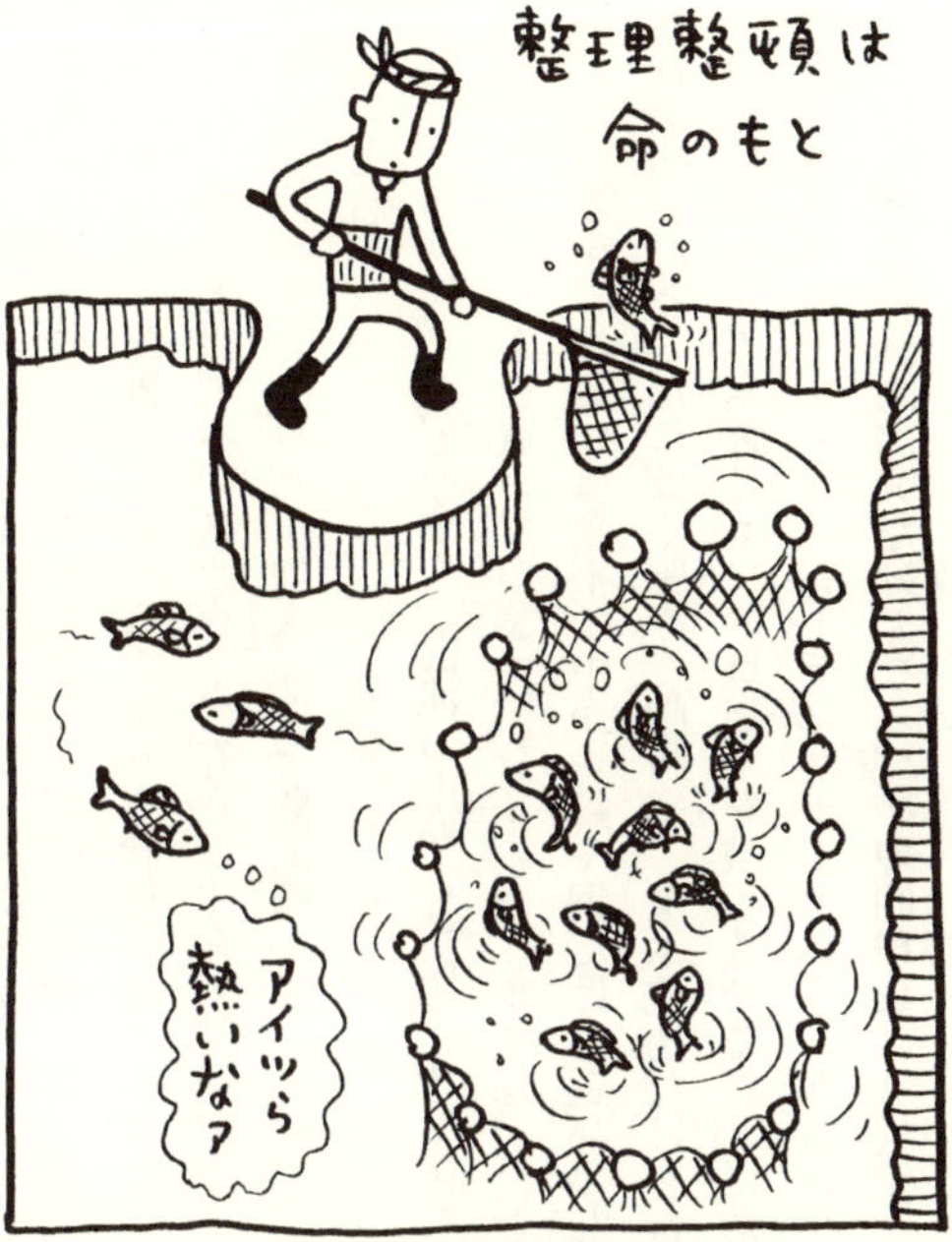

混沌の中から秩序を作り出す．

を拾い出してやる必要があります。大きなひとつの箱の中で自由に飛び回っている分子の世界の、どこか片隅に囲いをして、門をつけ、その門に分子の性質を見きわめることが出来るスカウトを置かなければなりません。そういう知恵のあるヤツがいれば、その門を活発な分子が通りかかると、その首根っこを摑まえて自分の砦へ放り込むことが出来ます。ボサッとしている分子が通りかかると、無視します。これを繰り返すと、活発な分子ばかりが放り込まれたところはおたがいに衝突するようになり、どんどん熱が上がります。それ以外の部分はそのうち動きのにぶいヤツばかりになり、どんどん温度が下がります。

実際にはこの酸素のつまった閉鎖空間に熱を持つ部分が発生することはありませんが、もし、囲いと目利きを配置すれば、このような状態を作り出すことも可能なはずです。

この、囲いと目利きのスカウトの存在が生命の特徴です。必要なものだけを取り込んで、熱を作り、周囲のエントロピー増大傾向と断固戦っているのです。

囲いと目利きのスカウトは、「情報」と言い換えることが出来ます。ある装置と知識（動き回る分子を見分ける）があると、混沌の中から秩序を作り出せるのです。生物はいろんなレベルで目利きのスカウトを置いています。分子のレベルでは、たとえば、空気の中から酸素だけを選び出しています。あるいは食事の中から鉄や銅だけを選び出しています。分子より上の、もう少し複雑な物質だと、たんぱく質や、脂肪や、炭水化物だけを選び出しています。

つまり、生命の本質はエントロピーを減少させることにあると考えることが出来ます。これは物理学者エルヴィン・シュレーディンガーという人が言い出したことです。

この原理は物質的部分だけでなく、心理的現象にも貫徹しています。水準や性質は違いますが、やはり混沌から秩序への傾向、エントロピー減少の法則は貫かれています。地球上にはミリメートル、あるいはミリメートルの一〇〇万分の一のナノメートル、あるいはそのまた一〇〇万分の一単位の小さい小さい波長を持つものから、キロメートル単位の大きな波長を持つものまで、さまざまな電磁波が飛びかっていますが、そのうち人間の目は赤から紫まで（三八〇から七七〇ナノメートルの周波数のもの）の波長の電磁波だけ（可視光線と言われます）を選択します。ほかの波長は排除するのです。

空気に衝撃が加えられると、さまざまな圧力波が生じます。人間の耳はこの多様な空気振動のうち、一秒間に二〇回から二万回くらいの振動部分（音波と呼ばれます）だけを選択します。人間の生活に必要な部分だけを取り出しているのです。

そして、この必要な部分の中でさらにもっと必要な部分だけを、周囲に存在するものの、形や位置を知る手掛かりとして取り出します。それが視覚ではモノの形となり、モノとモノの位置関係となります。聴覚ではモノが出す音を、形ある音として選び出し、その音の連続を形ある音のつながりとして、整理します。自分の周囲に瀰漫《びまん》している物理現象から必要なものだけを取り出し、生存に役立てる情報に変換し、利用するのです。

こうして必要なものを選択するたびに、エントロピーが減少します。つまり、秩序が増大します。情報が生まれるのです。

取り出されたこま切れの情報は、最終的には知覚心像という形に絞り込まれます。心像はある感覚情報（視覚なら視覚情報）だけから成立している時は意味を持ちませんが、ほかの感覚情報と重ね合わされると、意味を生じます。光はただ光として目に入るだけですが、これにヒカリという音韻を重ねることで、ただ選び出されただけの特定の電磁波から、光という意味ある現象に変換されます。ふたつの情報（視覚情報と音情報）がひとつの情報（光という意味ある心理現象）にまとめられるのです。こうして一段高い秩序が生み出されます。

われわれは何にでも意味を見つけたがります。どんなものでも意味がなくては落ち着きません。意味とは、とりもなおさず、わからないものをわかるようにする働きです。目の前に得体の知れないモノを突き出されると、われわれの心は当惑します。必ず「それ、何？」と聞きます。あるいは思わず手を伸ばして触ろうとします。触って何かわかろうとするのです。あるいは、それほど素直でない人は、心の動揺を隠して、知ったかぶりをしつつ、心の中では必死になって、それが何かを知ろうと手掛かりを求めます。意味がわからないままではわれわれの心は落ち着きません。それが生物としての自然な傾向なのです。

このように見てくると、生命体という不思議なエントロピーを減少させる装置が、エントロピー増大傾向という巨大な嵐の中で、必死にエネルギーを蓄えようとしてがんばっている姿が見えてきます。その力の根源は嵐の中を吹き飛んでいるものの中から、必要なものを選び出す、という情報処理装置にあることが理解出来ます。その姿は、分子だとかたんぱく質だとかいう物理的実体に対処している身体系についても、光波だとか音波だとかいう物理的変化に対処している神経系についても、基本的には同じです。前者はある程度モノとして見え、片方は変化としてしか見えませんが、いずれも混沌の中から必要なモノだけを選び出そう、混沌を整理しようという明確な目的を持って活動しているわけです。神経系の最終産物である心像についても原理は同じです。心は多様な心像から、意味というより高い秩序（別の水準の心像）を形成するために絶えず活動しているのです。

ですから、意味がわからないと、わかりたいと思うのは心の根本的な傾向です。生きるということ自体が情報収集なのです。それが意識化された水準にまで高められたのが心理現象です。意識は情報収集のための装置です。情報収集とは、結局のところ秩序を生み出すための働きです。

情報識別という根本的仕組みによって生命というひとつの秩序が誕生したのと同じように、その生命体が人間に至って心という新しい秩序を生み出したのです。この秩序は身体性を持つ身体のように手に取ることも、見ることも出来ませんが、行動という形式で外形化させることが出来、心という形式で経験することが出来ます。

わかる、というのは秩序を生む心の働きです。秩序が生まれると、心はわかった、という信号を出してくれます。つまり、わかったという感情です。その信号が出ると、心に快感、落ち着きが生まれます。

2 記憶と知識の網の目を作る

わかるためにはそれなりの基礎的な知識が必要です。

たとえば、「いらっしゃいませ」という文字列を読むためには、い・ら・っ・し・ゃ・い・ま・せ、という八個の平仮名を知っていなければなりません。これが「イラッシャイマセ」であれば、イ・ラ・ッ・シ・ャ・イ・マ・セという八個の片仮名を知っていなければなりません。「筑摩書房」という文字列を読むためには、筑・摩・書・房の四個の漢字を知っていなければなりません。日本語を読むためには平仮名を少なくとも七一文字、片仮名も七一文字は知っていなければなりません。

漢字も少なくとも常用漢字一九四五字は知っていなければなりません。もし韓国のハングル文字で日本語の「いらっしゃいませ」が表記してあっても、ハングル文字を知らない人にはマルペケマルペケという模様の羅列のように見えてしまいます。意味は立ち上がりません。日本の昔の書だってそうです。意味ある文字列には見えません。きれいな線が並んでいるだけです。「いらっしゃいませ」が読めても十分ではありません。「いらっしゃいませ」の意味がわからなければ日本語を読んだことにはなりません。筑摩書房と読めても、意味がわからなければ、出版社なのか喫茶店なのか、ゲームの名前なのか、中国の地名なのかわからないでしょう。

つまり、モノがわかるためには、大量の意味記憶（第3章参照）が必要です。日本語をやりとりするには何千語もの単語の知識が必要です。日本語の読み書きにはさらに文字という大量の意味記憶が必要です。これらの大量の記憶を蓄えているからこそ、「いらっしゃいませ」が読め、「筑摩書房」が読めるのです。

当たり前のことをもっともらしく書くな、と思われるかもしれませんが、決して当たり前のことではありません。これだけの知識を集積するのは大変なことなのです。生まれてから、小学校卒業くらいまでかからないと、雑誌や新聞を普通に読むことは出来ません。長い長い時間が必要なのです。

複数の類似の動物が犬というものであることを知ります。別の類似の動物が猫というものであることを知ります。さらに別の類似の動物が鼠であることを知ります。そのうち、牛を知り、馬を知ります。お寺の庭に群れている動物が鳩であり、ごみ集積場に群れているのが烏であると知ります。こうした知識は単にその動物集団を区別しているのではありません。自分の心の中を整理しているのです。自分の心の中に動物の知識の網の目を作っているのです。

犬、猫、牛、馬、烏、鳩だけしか動物を知らない、と考えてみてください。その場合はこの六種の動物がその人の知識の網の目になります。この人がもしキツネを見かけたとしたら、犬みたいな動物と判断するでしょう。あるいは犬そのものと判断するでしょう。イタチを見かけたら猫みたいな動物と考えるでしょう。ラクダを見たら変わったタイプの馬と考えるでしょう。鷲を見ても鳥と思うでしょう。とりあえずは自分の頭の中にある辞書を使って判断するしかないのです。そのうち、キツネ、イタチ、ラクダ、ワシと、知識の網の目が細かくなります。網の目が細かくなると判断も細かくなります。すべて「犬」では満足出来ず、犬は犬でもスピッツか、チンか、コッカースパニエルか、ということになるでしょう。鳥もハシブトかハシボソか、が気になるようになります。

このように知識は意味の網の目を作ります。網の目は逆に知識を支えます。ひとつひとつだと不安定ですが、網の目になると安定度を増します。ひとつの知識だと不安定ですが、一〇〇の関連知識に支えられると、その知識は安定度を増すのです。

網の目を作るにはまず記憶が重要です。しっかりした記憶を作らないと、しっかりした網の目は出来ません。言葉の記憶の網の目がしっかりしているから言葉がわかるのです。日本でいくら英語を勉強しても上達しないのに、アメリカやイギリスで一年も住めば結構上手になります。一日中英語の網の目で暮らしているため、いやでも自分の中に英語の網の目が立ち上がるのです。一年で獲得する知識の量が違うのです。

数学の始めは九九です。これを覚えてしまわないことには計算は始まりません。足し算も掛け算も繰り返して手続き化しないと役に立ちません。いちいち3×5の原理から考えているわけにはゆきません。みんな学校でその試練を経ているから、スーパーのレジでおつりが合っているか間違っているかのチェックも出来ようというものです。

人それぞれ専門があります。服飾関係の人なら衣服のことに詳しい知識を持っています。建築関係の人は建築については人の知らないことをいっぱい知っています。農家なら季節の変化、野菜の性質、育ち方などにすごい知識を持っています。すべて、その仕事に従事している間に営々と知識の網の目を作っているのです。

学校生活には暗記という嫌な言葉があります。丸暗記などというとますます嫌なイメージです。嫌だけど覚えなければならない。無駄だけど覚えなければならない、というのが暗記のイメージです。

でも暗記という言葉が嫌なイメージだからといって記憶そのものを排斥することは間違いです。すべては記憶の上に成り立っているのです。そもそも毎日の行動そのものが記憶の上に組み立てられています。しっかりした記憶のおかげで、考えなくても我が家の中が歩きまわれ、わが町を歩きまわれるのです。記憶のない見知らぬ町へ放り出されたら、いちいち地図に相談しなければなりません。交番の厄介にならなければなりません。

心理過程はすべて記憶の重なりです。知らず知らずに覚え込んだか、意識して覚え込んだかの違いはあっても、覚え込んだものが積みあがった結果が現在の心です。覚えることに嫌悪感を持たないようにしてください。記憶を嫌がっている自分自身が記憶の上に成り立っているのです。

知識の網の目が出来ると、何がわかっていて、何がわかっていないのかがはっきりするようになります。網の目が変なものをひっかけてくれるのです。

たとえば、次のような文が目に入るとします。

「天網恢々《かいかい》疎にして漏らさず」

わかったようでわからない難しい表現です。

まず、「天網」でひっかかります。テンノアミ？　テンモウ？　なんじゃこりゃ、と思います。つぎの「恢々」になると、読むことさえ出来ないかもしれません。なんじゃ、こりゃ。こりゃ漢字か？　どう読むのかな？　という反応を起こすでしょう。

天網は恢々であるが、疎であって漏らさない。という筋立てはわかります。日本語の知識の網の目があるからです。天網は天の網です。これもはっきりとはわかりませんが、天も網もわかりますから、天網は天に張りめぐらされている網、あるいは神様みたいな、天を支配している人が張りめぐらした網、と想像出来ます。

天という言葉が広げている意味、網という言葉が広げている意味がおたがいに重なって、なんとなくイメージを浮かべることが出来ます。恢々は辞書を引くしかありません。あるいは人に尋ねるしかありません。広く大いなるさま。ゆったりとしたさま。と辞書にあります。疎も辞書を引きましょう。粗い事。まばら。とあります。

これだけ意味が揃えば、だいたいわかります。

天が張りめぐらしている網がある。この網は広々としていて目も粗いものだが、決して獲物を逃がすことはない。悪いことをすると、いつか必ず露見する、という意味です。老子の言葉です。

この文の意味がわかるのは心に張りめぐらした知識の網のおかげです。天網に対抗して言えば、心網のおかげです。この心網が、この文を日本文としてひっかけてくれるのです。ついでその構造も網に入れてくれます。つまり、天網と恢々と疎の間で切れることがわかります。天網、恢々、疎にして、漏らさず、という構造です。この構造がわかれば、天網の意味、恢々の意味、疎の意味、というふうに個々の単語の意味を調べることが出来るのです。

知識の網のおかげで、わかるところとわからないところが区別出来るのです。まったく何も知識がなければそもそも網の目が出来ていませんから、網にひっかけること自体が出来ません。すべてのものは網を遠くはずれたところをどんどん流れていってしまいます。とても天網恢々疎にして漏らさず、というわけにはゆきません。

「大きさがEのエネルギーは $m=\frac{E}{c^2}$ という質量を持つ」という文はどうでしょうか。こちらは皆目意味が取れません。同じように日本文ですが、どうも様子が違います。

天網恢々疎は辞書を引けばなんとかなりましたが、$m=\frac{E}{c^2}$ は辞書の引きようがありません。英語の辞書を引いても、日本語の辞書を引いてもこんな式は載っていません。網の目が違うのです。

こちらは網にひっかかりようもなく、ストンと抜けてゆきます。

わかる・わからないの世界が違うのです。

$E=mc^2$（つまり、$m=\frac{E}{c^2}$）を理解するためにはEがエネルギーを表し、mが質量を表し、cが光速を表す、ということを知らなければなりません。これには科学についての知識の網の目が必要です。エネルギーとはどういう概念なのか、光速とはどういう概念なのか、質量とはどういう概念なのかを知っていなければなりません。エネルギーとはどういう概念かがわかっても、光速の二乗とはいったい何なのか。光速の二乗に質量をかけるとはいったいどういうことなのか。単位は何なのか、掛け合わせるということは数字だということだろうけど、いったい何をしようとしているのか、さっぱりわかりません。関連する概念の網の目がなければ、こんな公式ひとつをもらってもなんのことだかわからないのです。見当もつかないのです。ですが、科学の好きな人なら苦もなくわかるのでしょう。それだけの知識の網の目を蓄積しているからです。

誰も初めから知っているわけではありません。誰もが長い時間をかけて知識の網の目を作り上げているのです。あいつは $E=mc^2$ がわかっているみたいだが、俺はわからない、ということもあるでしょう。だからといって、悲観することはまったくありません。その人の頭にはわかるための素材が溜めこまれているのです。その気になれば誰にでも溜められます。日本人なら誰でも日本語が理解出来、日本語が話せます。これが理解の原点です。科学の場合は、科学に必要な言葉を覚えればよいのです。ただし、近道はありません。言葉だって一〇年以上かかります。知識の網の目を作るにはそれだけの勉強が必要です。無から有は生じません。生命は自然に発生しません。パスツールが証明した通りです。知識だって同じです。自然には生じません。網の目を作り上げる人と、作り上げない人がいる、というだけの差です。ただそれだけのことです。

たった一点の壺をみせられてこれは歴史に残る名作だ、と教えられても、藪から棒を突き出されたようなもので、目を白黒させられるだけです。相手がそう言っているから、そういうものかと思うだけです。価値のつけようも、判断のしようもありません。ほかにも知っている壺があったり、好きな壺があったり、嫌いな壺があったり、自分も作ったことがあって、形を作るのがどういうことか、色ひとつ出すのがどういうことか、についてある程度の知識がないと、見当がつきません。網に引っかけようがないのです。ここをうまく利用されて、ただ同然の壺を何百万円もの値段で買わされた、というような事件が続いたことがありました。関連する知識の網の目がないと、良いも悪いも、相手の言葉が正しいのか、間違っているのか、判断のしようがないのです。あっさりだまされてしまいます。

何事であっても、わかるためには、それ相応の知識が要ります。知識の網の目を作らなければなりません。

3 「わからない」ことに気づく

変な言い方ですが、わかるためには「これはわからない」「ここまではわかったがここからはわからない」など、わからないことに気が付く必要があります。これじゃ禅問答みたいですから表現を変えてみましょう。わからないとは、何か新しい問題に直面したとき、これは自分の頭にはおさまらないぞ、という感情です。心の異物感です。

わからないよ、と心が声を上げるのです。この心の声が聞こえなければ、わかるも、わからないもないのです。ここまではわかったけど、ここからがわからない、と心が情報（心像）を整理してくれているのです。自分の記憶心像と照らし合わせて、これはわかる、これはわからないという信号を出しているのです。

知識の網の目があると、その網の目を通してものごとは整理されます。わからないことがあると、この網の目に引っかかってしまうのです。心がこれ何？　と信号を発します。わからん！と声を上げるのです。疑問として立ち上がります。そしてこの疑問が解決すると、知識の網の目がひとつ増えます。網の目は一段と細かくなります。網の目が作り上げられていないところは、ひっかけようもありません。そもそも網が準備されていないのです。

自分の住んでいるこの大地の先はいったいどうなっているのか、という疑問を起こした人がいたからこそ、地球は丸いとか、地球は平面だとか、東の方には蓬萊《ほうらい》という仙境があるとか、西の方には浄土があるとか、ダルダネルス海峡を出ると底なしの断崖だとか、さまざまな答えが用意されたのです。解いた答えが本当かどうかを知ろうとして、さらに考えます。疑問が生じないと、その疑問を解きたい、という衝動も生まれません。

なぜ自分はここにこうして生きているのか。自分だけでなく、人というものはなぜ生まれ、なぜ死ぬのか、という疑問にとりつかれた人は、この問題を解こうとして、哲学書を読んだり、宗教書を読んだりし始めるでしょう。あるいはみずから宗教家の道に入るかもしれません。

最愛の母親を癌で失った子供は、なんでこの医者は母を助けてくれなかったのか、医者もお手上げの癌とはなんなのか、どうしたら癌を撲滅出来るのか、という疑問に頭をいっぱいにして、その解決を目指して医学の道を目指すかもしれません。

天網恢々疎も、大地の先も、死も、癌も、レベルは違ってもすべては同じ仕組みです。その時の自分の知識ではわからないものが、わからないぞ、と引っかかってくるのです。引っかかるのは、自分がそれ相応の網を張っているからです。

世に有名なイギリス、ロンドンはウエストエンドのベーカー通り二二一番地に居を構えるシャーロック・ホームズという私立探偵はどんな難事件でも解決してしまう変な男です。

「金色の鼻眼鏡」という事件では、ある老学者の論文の口述筆記をするために雇われた優秀な青年が何者かに殺されてしまいます。首筋を刺され、血まみれになって死ぬのです。手には不思議な眼鏡、女物の金色の鼻眼鏡がしっかりと握られていました。しかも、その眼鏡はものすごく度が強く、それがなくてはとても、日常の生活が出来そうにありません。捜査が進むにつれ、青年には恋人がいて、その恋人と激しい喧嘩をしていたことがわかります。しかも、その恋人は鼻眼鏡をかけています。さっそく警察へ引っ張られますが、その眼鏡はかざりみたいなもので、たいした度ではありませんでした。どうも違うようです。老学者は病気で、一日ベッドで暮らしています。庭に出ることもありますが、車椅子を使わなければならず、それも召使が抱え上げて乗せてやらなければなりません。とても、犯罪を起こせる状態ではありません。老学者の部屋に何か犯人がねらうような高価なものがあるのかと、警察もホームズも考えますが何もありそうにはありません。警察は頭をかかえてしまいます。ホームズは考え続けます。ホームズの頭は、それがないと日常生活が出来ないくらい強い近眼、老学者の机の引き出しの鍵穴のまわりに乱雑につけられた疵《きず》、老学者のベッド付近で見つけた婦人のものらしい靴跡、という三つの事実をひとつにまとめようとさかんに回転します。どうも、老学者が臭いのですが、彼のまわりに女性の影はありません。

ホームズは必然的な結論にたどりつきます。このひどい近眼の殺人者は街へは逃げようがない。なぜなら、まわりがよく見えないからたちまちつかまってしまうはずだ。だから、犯人は老教授の家の中のどこかにひそんでいるに違いない、という結論です。可能性は老教授の部屋しかありません。そして、確かに犯人はそこにかくまわれていたのです。

ミステリーは殺人犯という形でわからない部分をまず教えてくれます。そのわからない部分を、少しずつわかるようにしてくれるのがミステリーです。

ミステリーの面白さは話の中に作者がわざとちりばめた手掛かりらしいものの中から、どれが本当の手掛かりかを見つけ出すことにあります。その手掛かりがあれば話がひとつにまとまってしまう、という手掛かりです。「金色の鼻眼鏡」の場合は、登場する人物の誰もが犯人でなく、実は犯人はそれまでは一度も登場しなかった人物という設定です。しかも、その人物の存在は度の強い婦人用眼鏡の持ち主、ということで最初から暗示されていたのです。

このようにミステリーではわからない部分は犯人探しという形で準備されていますが、現実生活ではそうはゆきません。犯人は準備されていないのです。犯人、つまりわからない部分は自分で発見しなければなりません。ですが、わからない問題を発見した後は、その解決方法はミステリーの犯人探しと似ています。自分の手持ちの材料から、犯人探しをやるのです。

学校ではわからないことは試験問題とか、先生からの質問という形で与えられます。ですが、このように受け身の形で人から与えられた問題（わからないこと）が解けたからといって、知識が自分のものになるわけではありません。本当の意味でのわかる・わからないの区別の能力は人から与えられるものではありません。自分から自発的にわからないことをはっきりさせ、それを自分で解決してゆかないかぎり、自分の能力にはならないのです。

筆者の引用はいつも古すぎて申し訳ありませんが、「十で神童、十五で秀才、二十《はたち》過ぎればただの人」という言葉があります（間違っていたらごめんなさい）。学校で試験が出来たからといっても、それは与えられたことをこなしているだけで、その人の能力の尺度にはなりません。社会に出た時、なんやあいつ、と無能をさらすことになります。社会で生きてゆくには自分で自分のわからないところをはっきりさせ、自分でそれを解決してゆく力が必要です。

人間は生物です。生物の特徴は生きることです。それも自分で生き抜くことです。知識も同じで、よくわかるためには自分でわかる必要があります。自分でわからないところを見つけ、自分でわかるようにならなければなりません。自発性という色がつかないと、わかっているように見えても、借り物にすぎません。実地の役には立たないことが多いのです。

4　すべて一緒に意識に上げる――作業記憶

京都大学霊長類研究所のチンパンジーは自動販売機を使えるそうです。

自動販売機からジュースを取り出すには、まずコインが必要だということを知り、そのコインをコイン入れへ入れなければならないということを知り、コインを入れた後は販売機の表示部分が点灯してここを押せば出るよ、という合図が出ているのを知り、ついでその点灯ボタンを押さなければならないことを知り、押した後はコトンという音とともに排出口（?）からジュース缶が出たのを知り、ついでそれを拾い出さなければなりません。コインを手にした段階ではジュースはどこにも見えないわけです。ジュース表示ボタンが点灯した段階でもジュースは見えません。コインというジュースとは無関係なものを、自動販売機という無関係なものに入れ、ボタンという無関係なものを押すわけです。

これらの無関係な心像が、この順番に正しくつながっていることがわからなければジュースは手に入りません。つまり、この一連の動作イメージを一度に心に思い浮かべる必要があります。もし、このつながりをまとめて心に思い浮かべることが出来ないと、コインを投入口に入れられたとしても、ボタンが点灯することを期待して待つことは出来ません。ただ、どんどんとむやみに販売機を叩きつけることになるでしょう。ボタンが点灯していても、ジュースが出てくることがイメージ出来なければ、ボタンを押すという行為にはならないでしょう。ボタンを押しても、その行為が心の中でジュースの出現とつなげられていなければ、排出口へは注意は向かないでしょう。あちこち叩いて、偶然排出口へ注意が向く、というぐらいなものです。

しかし、このつながりがひとまとまりとして心像化出来るようになれば、いつでもコインでジュースを買うことが出来るようになるはずです。

コインを使えばジュースが飲めるとわかるということは、コインとジュースというおたがいに無関係なものが、自動販売機を介する一連の動作としてひとつにつながっていることを心像系列として思い浮かべることが出来ているということです。コインと機械の投入口、ボタン押しとジュース缶など、ふたつだけの組み合わせがイメージ出来ても決してうまくゆかないのです。あるいはコインとジュースだけがつながっていても決してうまくゆきません。順序立てて正確に覚えていなければなりません。

チンパンジーには、出来たり出来なかったりで大変な事業ですが、われわれにとっては簡単なことです。

このように、いくつかの単位的な心像をひとつのつながりとして一度に思い浮かべる能力は、われわれが普段意識と考えている現象と強いつながりを持っています。さまざまな病気で意識が狭まることがあります。高熱を出してうなされた経験のある方だとおわかりいただけると思いますが、このような時は意識が狭まってしまい、込み入ったことを考えることは出来なくなります。もしそんな状態の時に、医師が「右手の人差し指で、左手の親指に触り、その後で、今度は左手で左の耳たぶをつまんでください」などと命令したとしても、決して出来るものではありません。なかなか全部を覚えていられないのです。たいていの場合、第一段は出来ても、第二段は出来ません。第一段をやっている間に第二段は忘れられてしまいます。つまり、意識から消えてしまうのです。ところが普通の状態ならこれくらいのことはお茶の子さいさいです。

このような能力、すなわち複数の心像をしばらく同時に把持する能力は作業記憶と呼ばれています。

この能力は作業記憶という言葉が示唆するように、何かを考えるためにはどうしても必要な記憶です。

いま例に上げたくらいのことならごく簡単ですが、込み入った関係の理解ではもっと複雑な心像を操作しなければなりません。

たとえば、一米国ドルが一二〇円だとします。この通貨交換比率が一ドル一〇八円に動いたとします。そうすると、アメリカ人からすると一ドルで一二〇円交換出来ていたのが、一ドルで一〇八円しかもらえなくなるわけですから、アメリカ人のドル財産は日本円で考えると少し価値が落ちたことになります。日本人からすると、一〇〇円で一〇〇／一二〇ドル（八三セントほど）交換出来ていたのが、一〇〇円で一〇〇／一〇八ドル（九三セントほど）もらえるようになるわけですから、ドルで考えると日本人の円財産は少し増えたことになります。

新聞はよく「一ドル一二〇円から一〇八円に。円高進む」などという見出しをつけます。一二〇円が一〇八円に変化したのなら、円は安くなったように思われます。でも、確かに円は高くなったわけですよね。同じ円で前よりたくさんドルに換えられるわけですから。

筆者はこの手の関係の理解が苦手で、一回一回メモをとらないと（つまり筆算しないと）なかなか納得出来ません。新聞に普通に出ているのだから、みんなわかってるんやなあ、俺はあかんなあ、といつも嘆いています。

この見出し「一ドル一二〇円から一〇八円に」を円の立場から理解するには、円一単位あたり（一円でも一〇円でも一〇〇円でも構わないわけですが）、ドルがどう動いたかという問題に移し替えなければなりません。一方で一ドル一二〇円から一〇八円に、という心像を浮かべ、同時にこの関係を操作して、つまり円から見ると、ドルがたくさん買えるということだ、という逆の関係を思い浮かべなければなりません。それが同時に出来ないと、比較が出来ませんから、なぜ円高なのかがピンと来ないことになります。つまり作業記憶が必要になります。

新聞は筆者のような弱い頭に対して、もっと作業記憶を使え！　もっと頭を使え！　と叱咤激励してくれているのでしょう。

これ、「一〇〇円、八二セントから九三セントに。円高進む」と書いてくれれば、よくわかるのです。でも、なぜだかそうは書かないようです。一冊三〇円のノートが一冊三五円になれば、ノートが高くなったのです。一冊三五円のノートが三〇円になったら安くなったのです。安くなったものを高くなったと言われているようなものです。ドルを基準に書かないとどこかからお叱りがあるのでしょうか。

ま、これは冗談ですが、筆者が強調したいのは比較（円とドル）にしても、つながり（コインでジュース）にしても、比較すべき対象、あるいは遂行すべき過程を全部同時に意識に浮かべることが出来ないと、その課題を実行出来ないということです。意識にあるものがひとつだけでは比較のしようがなく、つながりのある行動の一部分だけでは実行のしようがないのです。

もちろん、どんなことでも同時に意識化出来るかというと、そうはゆきません。そんな場合、われわれはメモをとります。文や図などのメモを使って作業記憶を強化したり、代用したりするのです。図も文字もそういう意味で人間だけがなし得た大発明です。積極的に活用しない法はありません。

経験的なことですが、わかったことは図に出来ます。中途半端にしかわかっていないことはなかなか図になりません。まるでわかっていないことはとうてい形になりません。わからない場合はまず図を作ってみることです。図というのは頭で同時に浮かべきれないことの手助けをしてくれます。同時に把持出来ないことを紙が代わりに把持してくれます。図をためつすがめつ見ていると、あ、わかった、やっぱりわからない、という点がはっきりしてきます。

立体的な関係は特にそうです。

電流と磁場と力の関係なんて、図という助けを借りないとなかなか自分の頭だけでは持ちきれないですよね。あるいは自分の親指・人差指・中指という、三本指の立体関係にしないと、理解出来ません。つまり、三種の現象を同時に思い浮かべないとわからないのです。

さまざまな器具に操作の手引き、いわゆるマニュアルというものがついています。これくらいわかりにくいものはありません。マニュアルは手順ですから、順番に、きわめて具体的にこのボタンを押せ、ついでこのボタンを押せ、ついでこのメニューを選べ、などということが延々と書いてあります。マニュアルをフォローしている間は、何がどうつながればどうなるのか、という全体の流れはまったくわかりません。全体の手順のイメージを一度に思い浮かべるわけにはゆかないのです。ところが、誰かにそのメカニズムを教えてもらい、その上でデモンストレーションでもやってもらうと、すぐ理解出来ます。全体の流れがまとまって同時に心に想起出来るからです。

教科書のわからない文章も図があるとよくわかります。これは図という手段によって、全体の関係が同時に意識出来るようになるからです。

からくりの理解となると、図だけでは駄目で、模型、それも動かせる模型がないとなかなかわかるものではありません。最近だとパソコンでのシミュレーションということになります。

言葉のつながりである文章の場合は何度か読むと自然にわかるようになります。繰り返すことによって最初は一度に把持出来なかったことがらが、一度に把持出来るようになるのです。

昔から「読書百遍意自ずから通ず」といいますが、このへんの心の働きをうまく洞察していま す。

5 「わかったこと」は行為に移せる

本書の第4章でネッカーの立方体の話をしました。

この立方体の構造が正確に理解出来ているかどうかは、この箱を模写してもらうとよくわかります。ただの箱だと思っても、意外に模写に手間取ってあせる人もいます。脳損傷の人の中には、いくら頑張ってもまとめられなくて、いたずらに線を重ねてしまう人がいます。ちゃんとわかったかどうかは、一度実際に自分で行為に移してみないとなかなかわからないものなのです。

筆者の考えでは、わかるとは運動化出来ることです。

わかっていることは運動に変換出来ますが、わかっていないことは変換出来ません。

運動といわれるとピンと来ないかも知れませんが、話すのも、文を書くのも、絵を描くのも表現活動はすべて運動です。行為（発話行為、書字行為、構成行為など）という別の言葉を使いますが、要するに運動です。

二歳か三歳の子供の描いたお父さんやお母さんや友達の絵は、たいていの場合、その形やプロポーションは稚拙で、実際とくらべれば大きく変形していますが、顔というものの構造がちゃんと理解されていることがよくわかります。目や鼻や口や耳など、顔に本質的な属性は全部描き込まれています。手足にくらべて顔が大きくなる傾向がありますが、それは顔の中の必要な部品を描き込むためのやむを得ない変形です。

誰だったか忘れてしまって引用出来ませんが、ある高名な日本画家が絵の極意は対象をひたすら見ることだ、と述べていました。とにかくひたすら見よ、というのです。ひたすら見ることで、対象がだんだん「見えてくる」というのです。よく見えれば、よく描ける、と言っています。これを少し言い換えますと、しっかりした心像が形成出来れば（表象出来れば）、それはそのまま運動に変換出来るということです。人間の心はそういう仕掛けになっているのです。

絵に限りません。すべての心理活動は同じ原理で動いています。

きちんとわかったのか、わかったと思っただけなのかは、一度その内容を自分の言葉で説明（表現）してみると、たちまちはっきりします。表現するためには正確にわかっている必要があるのです。ぼんやりとしかわかっていないことは、自分の言葉には出来ません。説明しているうちになんだかあやふやになってしまいます。あるいはごまかしてしまいます。わかったように思っただけで、実はたいしてわかっていなかったことがわかります。それに対して、ちゃんとわかっていることがらは自分の言葉で説明することが出来ます。自分の言葉で説明出来るのと、自分で箱の絵が描けるのとは、同じことです。話す、というのは行為であって、ちゃんと話すには内容の正確な把握が必要なのです。

頭の中にぼんやりしたものがあるだけではそれを形にすることは出来ません。表現のもとになるもの、表現しようとするもののイメージをはっきりさせておかないと、心の外へは持ち出せないのです。設計図がないと、ちゃんとした家が建たないのと似ています。表現は心にあるイメージをなぞることです。イメージがなければなぞりようがありません。

動物は刺激と行動が直結しています。鷲は大空高くから、走るウサギをめがけて一直線に降下してきます。蛇はあのまがりくねった体を一瞬に伸展させて蛙にとびかかります。観光船にむらがるウミネコは、客の投げた餌を見事に嘴《くちばし》でキャッチします。どう動けばこの獲物を摑まえられるかということがちゃんとわかっているのです。目指す獲物は感覚器を介して知覚され、脳内の複雑な回路を経て運動に変換されます。この知覚—運動変換が正確でないと、動物は生存出来ません。飢え死にするか、他の動物の餌食になってしまうか、という運命しか残りません。

知覚—運動変換過程の進化という視点から、動物進化の大きな流れをみますと、心理表象という現象は知覚—運動過程の中間に挿入されたチェック機構だと考えることが出来ます。痛みに対して手を引っ込めるとか、吹き付けられた風に思わず目を閉じるなどという反射的運動や、楽しいと笑い、悲しいと泣くなどという本能的行動にはそれほど必要ではありませんが、世の中をじっくり知覚し、自己の生存には何が必要で何が不必要なのか、などということを考えるにはぜひとも必要なものです。

タコは動くものすべてに反応するそうですが、ネコだと、まわりに起こる大抵の動きをじーっと眺めているだけです。時々あくびまでしています。動くものすべてに反応するより、今動いたものが何かをまず区別して、その内容によって反応を変える方がより合理的です。まず知覚したものを表象に変換し、その変換した表象の中から動きに必要なものだけを選ぶ方が、省エネになります。表象は知覚に近い現象に思えますが、実は知覚―運動変換を省略したものですから、運動要因が含まれています。身体運動という形では外に現われていませんが、いつでも運動につなげられる仕組みになっているのです。ですから、表象は身体的な運動が省略された運動と考えられます。運動の進化した状態なのです。

自分でわかっているのかわかっていないのかがわからない時には、言葉にしてみたり、図にしてみたりすればよいのです。そうすれば、わかったつもりでいたことが、実は何もわかっていなかったことがよくわかります。わかっていないところがはっきりすれば、それはとりもなおさず、わかるための第一歩となります。

筆者は職業柄、人に教えるというおこがましいことをやっていますが、教えてみる、つまり運動化すると、自分がどれくらいわかっていないかつくづく思い知らされます。本当にわかったことは絵にしたり、例を引いたり、表現を変えたり、さまざまな方法で伝えることが出来ます。噛み砕いて教えることが出来ます。でも、わかっていないことはそうはゆきません。なんとなくあやふやになってしまいます。

別の言い方も出来ます。すなわち、運動化するということは、形をはっきりさせるということです。はっきりさせないと運動になりません。あやふやがあやふやでなくなる、ということです。その分、理解も深まります。自分がわからないことは人にもうまく説明出来ませんが、うまく説明出来れば、誰よりも自分が「よくわかる」ようになります。

6 「わかったこと」は応用出来る

本当にわかったことは応用出来ます。

なにかある知識を持っているとします。その知識が具体的なことがらに即したことであって、そのことにしか使えないとすれば、その知識はそのこと限りです。しかし、もしその具体的な知識の裏にある原理が理解出来ていれば、その知識はほかの現象にも応用出来るはずです。

第4章で空間見当識を話題にした時、筆者は東西南北を理解するのにいつも自分の生家の縁側に座っている自分を思い出すと言いました。これって、応用ですよね。空間は東西南北という基準を使って表すことが出来る、という原理を理解してはいるのですが、とっさにはその抽象的な原理だけでは頭が働いてくれないのです。ですが、子供の時の感覚を応用すればよい、ということはわかっているわけです。おかげで、まわりくどいやり方ではありますが、筆者にも東西南北はちゃんとわかるのです。

左右の区別がつけにくい人がいます。こういう人は箸持つ方の手が右手、と覚えています。もっともこれは右利きの人に限ります。そして右、と言われると、箸持つ方の手、と自分の知識を応用して右を決めるのです。

あんまり単純なことなので書くのが恥ずかしいのですが、最近筆者は大発見をしました。いったいもう何十年使っているのか定かではありませんが、毎朝毎朝、ずいぶん長いこと電気髭剃り器（シェーバー）のお世話になっています。シェーバーの困ったところはかみそりが切り取った髭が全部機械の中に溜まることです。しょっちゅう備え付けのブラシを使って掃除しなければなりません。掃除しないと、不潔なものです。

で、仕方がありませんから、これもうシェーバーと付き合いだして以来、面倒くさい、面倒くさいと思いながら、せっせとブラシで掃除を続けてきました。

ところが、この間、これって掃除機で吸引すればええのんとちゃうか、と突然ひらめきました。掃除機の吸引力はすごいものです。あっという間に奥の奥まできれいにしてくれました。

ゴミやホコリは吸引すればよい、という原理から電気掃除機が出現してずいぶんたちます。筆者は単身生活をしていますので、掃除機も結構使っています。隅にあるゴミも吸引すればたちまちなくなることもよく知っています。そうやって掃除機を使って暮らしているのです。

ですが、髭剃り後のゴミも部屋のゴミと同じで、掃除機が使えるとは気が付かなかったのです。髭剃りのゴミはブラシで取るもの、部屋のゴミは掃除機で取るもの、と決めてしまっていました。応用出来なかったのです。

シェーバー掃除の知識と部屋掃除の知識はそれぞれ別の引き出しにしまいこまれていて、つながっていなかったのです。知識がばらばらになってしまって、おたがい何の関係もなかったのです。

なぜ知識の引き出しが別々になっているのかというと、見かけの知識だけで納得してしまい、それ以上、見かけの裏に潜む共通の原理にまで、頭が働かなくなっているからです。こういうのは死んだ知識ということが出来ます。

シェーバーの掃除方法というのはあまりにも馬鹿馬鹿しい例ですが、人から教えられる知識、特に学校で教えられる知識、というのはこうした「引き出し別々現象」を示すことがしばしばです。

病院に清潔という概念が普及したのは一九世紀後半、パスツールとリスターの功績だということはすでに述べました。その後、医療関係者が消毒液を使って手を洗うのはまったくの常識となりましたが、今度は消毒液で洗わないと、手は清潔にはならない、という引き出し知識が出来てしまいました。

じっさいは水道水（消毒済みの流水）で丁寧に手を洗うだけでもかなりの細菌除去効果は出るのです。洗い流す、というのは清潔の原点です。ところが消毒液が普及したために、この原理は忘れられる傾向にあります。消毒液さえ使えばよいと安心して、ただ消毒液に手を浸けるだけにして十分な手洗いを怠ると、細菌は十分に排除出来ません。

感染を予防するには、細菌を排除しなければいけない。そのためには手を清潔にしておかなければならない（ここで言う清潔とは医療用語で病原菌を出来るだけ排除する、という意味です）という原理的理解が、清潔にするとは消毒液を使うことだ、という引き出し知識になってしまっているのです。

またまた、大脳損傷の例ですが、ひとつの単語の意味が質問の仕方によって、わかったり、わからなかったりする場合があります。

たとえば、このような人の前に眼鏡、時計、鉛筆、鋏、櫛と五個の品物を置きます。

そして、「この中で、眼鏡はどれですか」と聞くとします。言語障害の程度にもよりますが、時によってはこんな簡単なことがわからず、間違って時計をとり上げてみたり、考えこんだりする人があります。

ところが、同じ人に「ちょっと、眼鏡をはずしてくれませんか」というと、たいていの場合、自分の掛けている眼鏡を何のためらいもなく、ちゃんとはずしてくれます。

メガネという言葉の意味が文脈によってわかったりわからなかったりするのです。「眼鏡をはずす」という文脈を通してなら、眼鏡の意味が喚起出来るのですが、「眼鏡はどれですか」という文脈（言い回し）を通してだと、眼鏡の意味へ到達出来ないのです。同じ単語が、その単語がどう使われるかで、意味がわかったりわからなくなったりします。眼鏡をかけるとか、眼鏡をはずすとかは、よく使われ、行動に直結した言葉です。しかし、眼鏡はどれですか、という言葉は行動に直結した言葉ではありません。眼鏡の意味をあらためて喚起する必要があります。

つまり、同じ眼鏡でも、その意味はふたつの文では違う引き出しにしまわれているわけです。眼鏡をはずせ、と言われた時は、眼鏡をはずせの引き出しが開けられ、中の意味が出てきます。しかし、眼鏡はどれですか、と言われた時には、これとは別の引き出しを開けねばなりません。しかしその引き出しは開かないのです。

眼鏡という意味の入っているいくつかの引き出しをお互い自由に出し入れして使うことが出来なくなってしまっているのです。意味そのものは壊れていないのですが、応用が利かなくなっているのです。

終　章

より大きく深く「わかる」ために

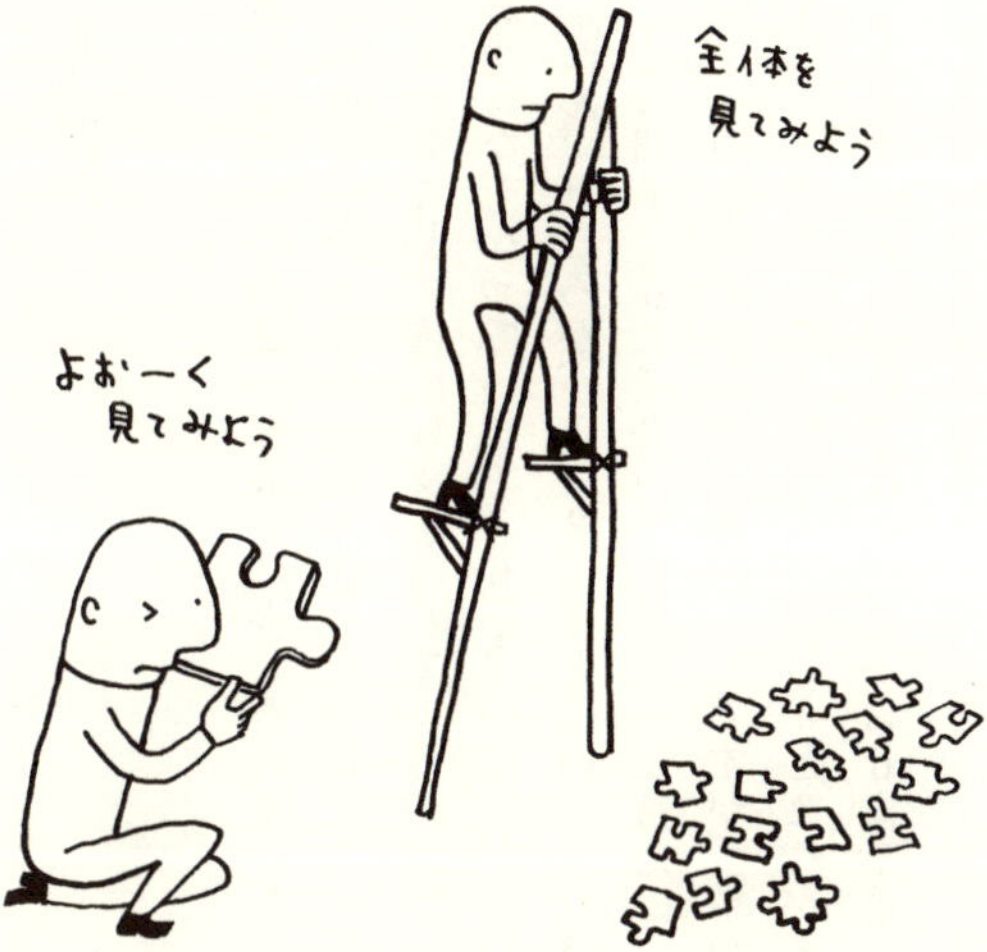

1　小さな意味と大きな意味

わかり方には水準があります。そのことを最後に少し考えてみたいと思います。

日頃、脳損傷による認知障害を持つ人たちを診察していますと、われわれが普段なにげなくわかっていることが、どんな複雑な脳の機能に支えられているのかがよくわかります。

Aさんは数の意味がわからなくなっています。6と書いてくださいと要求しても、6という字がすんなりとは出てきません。ところが、1、2、3と書いてください、といえば1、2、3、と書くことが出来ます。その調子で6まで書いてくださいと言えば、4、5、6と書き続けて、6が出てきます。系列のひとつとしてなら6と書けるのですが、単独では6と書けないのです。じゃ、6の下にその数だけ○を書いてください、というとこれがまたわかりません。六個の○を書くということがピンときません。それではと、1から6まで書いてもらい、その下に1から順番にその数だけ○を増やしてゆくようにすると、なんとか成功します。

1、2、3、とはずみをつければ数字も順番に書き出せるのですが、ひとつの数の名前（ロク）だけがポンと与えられても、その意味を思い出すことが出来ません。ロクが6であり、○○

○○○○であるとわからないのです。

しかしながら、このことを除けば、本人はしっかりしています。家庭でも病院でも人間として何の問題もありません。奥さんが家庭のことで相談を持ちかければ、適切な判断を下すことが出来る頼もしいご主人です。

Bさんは違うタイプの理解障害を持っています。Aさんのように数がわからないなどということはまったくありません。ちょっと話しただけではごく普通のおじいさんです。

ところが日常生活では変なところがいっぱいあります。

簡単にいうと、状況というものを読み取ることが出来ません。雨が降っているのに庭へ出て花に水をやることがあります。奥さんに雨が降っていますよと止められても、委細構わず水をやります。

筆者のところへ診察を受けにくるのも結構大変です。何月何日が診察日というのはちゃんと覚えています。自宅を朝七時ごろに出なければいけないということもちゃんとわかっています。それなのに、前日の夜から時計の前に座り込んで決して寝ようとしなくなるのです。奥さんが、まだまだ時間がありますよ、少し寝ましょうといっても聞き入れてくれません。出かける時刻がくるまで時計とにらめっくらを続けます。

われわれの心理的な能力はそれぞれ異なる神経ネットワークによって支えられています。視覚や聴覚や触覚を介してモノを知覚する能力、モノの空間的位置を知覚する能力、言語を操る能力、数をあやつる能力など、本書で少しずつ考えてきた能力は実はそれを実現している脳のネットワークが少しずつ異なっています。

これらの能力はふたつ壊れると問題ですが、ひとつなら壊れても個体としての行動をそれほどには損ないません。確かに不自由にはなります。しかし日常生活をやってゆくことは出来るのです。視覚認知に障害を来した人はもとの会社には戻れないかもしれませんが、人との出会いを楽しむことは出来ます。なんとか食事をとることも出来ます。世の中がどうなっているか、自分がどんな状態か、家の中で自分はどう行動すればよいのかもわかります。

これらの能力はなにかの目標行動を実現するための、いわば道具的な能力といえます。道具は使ってもよいし、使わなくてもよいのです。Aさんの場合は、数概念という道具的能力が障害されています。

一方で、このような道具的な能力はすべて保たれているのに、日常行動に異常を来す場合があります。Bさんがそうです。

花に水をやる、というのは花の世話としては正しい行為ですが、雨の中で水をやるのはなんか変です。雨が降っているという状況の意味がよくわかっていないのです。

話の都合上、少しだけ脳の話をしますと、Aさんは左大脳半球の頭頂葉という部位が損傷されています。一方のBさんは前頭葉のうち、前頭前野という部位が両側とも損傷されています。

前頭葉というところは昔から知能の最高中枢と見なされてきた場所です。猿やチンパンジーと比べるとよくわかりますが、人では前頭葉が極端に大きくなっています。再現されたネアンデルタール人の顔も、ちゃんと額が凹んだ絵になっています。この段階でもなお、前頭葉は現生人類にくらべてうんと小さいのです。

知能とはなんでしょうか。

今まで考えてきたようにさまざまなことがわかるのはすべて知能の働きですが、日常行動で考えますと、知能とは、常に変化し続ける状況に合わせ、その時にもっとも適切な行動を選び取る能力だといえます。

ある状況に最適な行動を起こすには、複数の行動プラン（選択肢）が必要です。仕事が終わり、さあ帰ろうという単純な状況にあってさえ、まっすぐ帰ろうか、それともちょっと街へ出てみようか、などの選択肢が存在します。このふたつの選択肢が同時に心に想起されます。人によっては三つも四つものオプションがあるかもしれません。その中から必要に応じて、ひとつを選択し、その行動プランを実行するのです。

花に水をやるという行動にしても、花に水をやるという行動プランと、その反対の花に水をやらないという行動プランが同時に想起出来るからこそ、花に水をやらないという行動を選ぶこと

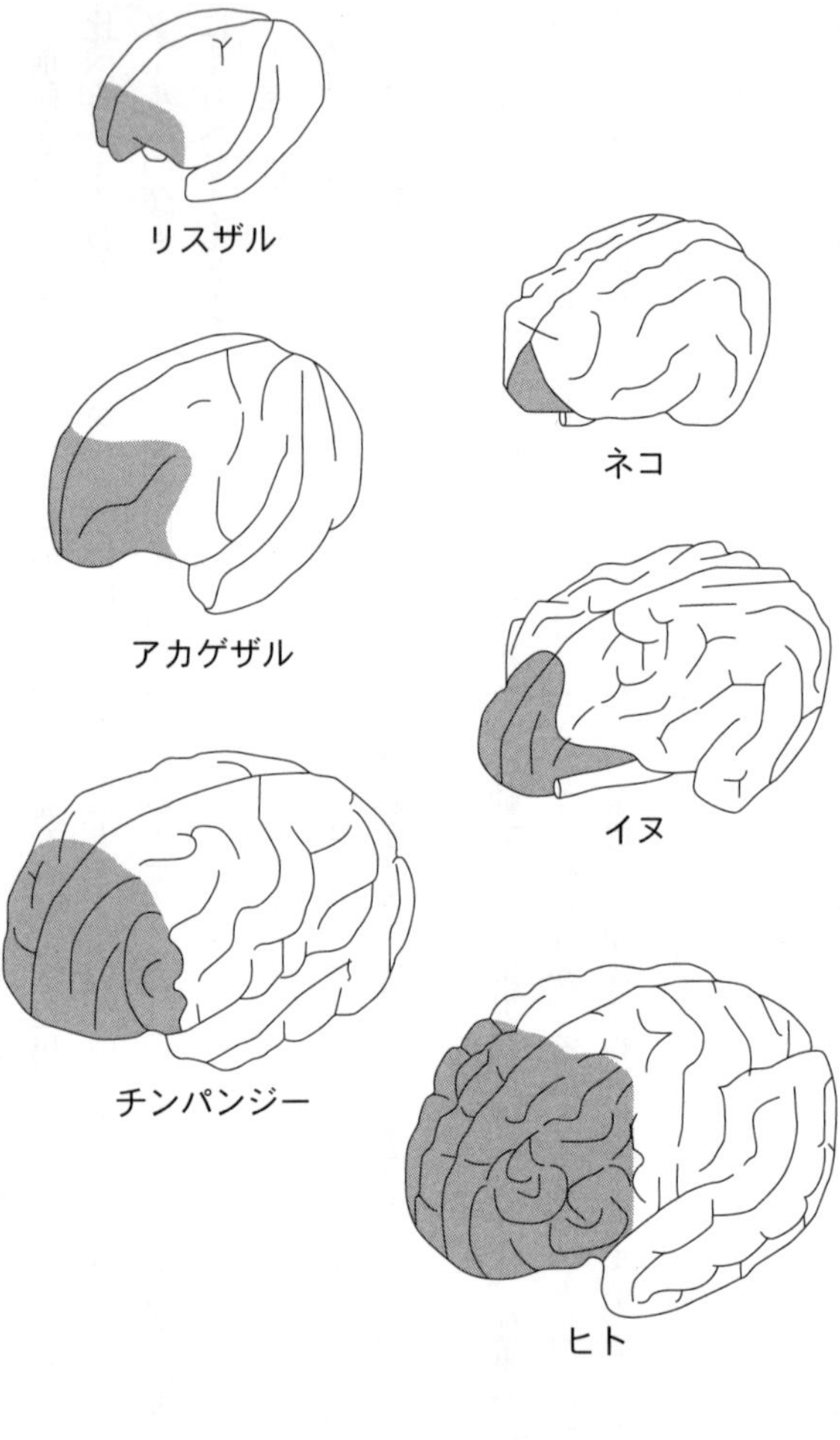

哺乳類の前頭前野の比較．（Fuster J.M., 1989より改変．『ヒトはなぜことばを使えるか』より）

が可能になるのです。花に水をやるという行動プランだけが想起されて、花に水をやらないという選択肢が想起出来ないと、花に水をやるという行動プランがそのまま実行に移されます。そして、この行動が終了するまで、このプランが神経ネットワークを支配します。

同じように、明日の七時に家を出て病院へ出かけるという行動プランだけが想起され、明日のことだから六時ごろまでは眠ってもよい（＝六時に起きる）という行動プランが同時に想起されないと、どうなるでしょうか。出かけるという行為が実現されるまで、この行動プランだけが神経ネットワークを支配することになります。つまり、あと六時間、あと五時間と時計を見守り続けることしか出来なくなるのです。

前頭前野はこのように複数の行動プランを同時に想起して、その中からその時の状況にもっとも適切なプランを選択し、それを実行するという役割を担っています。前頭前野が障害されると、複数の行動プランを同時に想起出来なくなり、その時たまたま想起されたただひとつの行動プランがそのまま実現されてしまいます。行動はその時その時の偶然の思いつきに支配され、状況との整合性を失ってしまうのです。

つまり、こういうことです。

理解には大きな脈絡の理解と小さな脈絡の理解があります。

複雑な環境の中で、いかに適切に行動するかには大きな脈絡の理解が要求されます。

明日七時に病院へ出かける。そのためにどう行動するか、というのは大きな脈絡の理解です。ロクという数が何を意味するか、というのは小さな脈絡の理解です。

Aさんは小さな脈絡の意味はわからないかもしれませんが、大きな脈絡の意味の理解にはなんの障害も起きていません。時計が読めないかもしれませんが、奥さんに明日は病院です、朝七時に出かけますよ、と言われればちゃんと理解出来ます。それまでぐっすり眠って朝を迎えることが出来ます。

これに対してBさんは小さな脈絡の意味はよくわかっています。花には水をやらなければならないということはわかっています。花に水をやるには、ジョウロがいるということもわかっています。どこにジョウロが置いてあるかも知っています。水道の開け方も閉め方もよくわかっています。しかし、大きな脈絡の意味がわからなくなっています。つまり雨が降れば天が花に水を与えてくれている、だから自分が水をやる必要はない、という大きな意味です。

彼はまた、時計が時刻を表す道具であり、長針と短針の組み合わせで時刻が表示される仕掛けであるということはよくわかっています。時計の読み方もわかっています。明日の七時には病院へ出かけないといけないということもよくわかっています。しかし、これらはみんな小さな意味です。これに対して、明日の七時まではだいぶ間があって、それまでにはぐっすり眠るだけの時間があるのだという、もっと実際的な時間の意味はわかっていないのです。具体的なことはわかっても、その具体的なことがらが生活の大きな脈絡の中でどういう位置を占めるのかという一段高い水準の意味が理解出来ないのです。

個体が環境の中で生き抜いてゆくには、まず大きな状況（大きな意味）が理解されなければなりません。小さな状況の理解（小さな意味）はたいして重要でないのです。

話が繰り返しになりますが、こうした生活上の大きな脈絡を理解するためには、複数の行動プランを同時に想起して、それらをしばらくの間、同時に把持し続ける能力が必要です。複数のプランを同時に意識上に把持出来ると、そのプランの効果を比較することが出来ます。比較するものがなければ、プランは行動化されるだけで、その行動が個体にとってどのような影響を及ぼすのか、というプランの意味を考える機会は与えられないのです。あれか、これかと考えることが、大きな脈絡の意味の存在とそれを理解する契機を誕生させます。

Aさんとbさんはひとつの例にすぎません。どんな意味も、それぞれの水準で大きな意味と小さな意味を含んでいます。そのそれぞれの水準で、まず大きな意味を理解することが必要です。小さな意味が理解出来ても、大きな意味が理解出来なければ、行動の役には立たないのです。

われわれはいつでも物事の大きな意味を考え、それを理解するように努めなければなりません。大きな意味がわかれば、その意味はわれわれ個体の行動を支えてくれますが、小さい意味がわかっているだけでは個体の行動は支えきれません。いくら勉強してもなんのために勉強しているのかがわからなければ、勉強しても意味がありません。いくら物理学がわかっても、その知識で原爆を作っては意味がありません。いくら薬学がわかっても、その知識でサリンを作ったのでは意味がありません。いくら医学がわかっても、その知識を殺人に使ったのでは意味がありません。

わかるとはただ細部がわかることではありません。わかることの大きな意味もわかる必要があるのです。

2　浅い理解と深い理解

意味がわかる、と言ってもその水準はさまざまです。ごく浅い水準から深い水準までありまます。たとえば、タバコという文字列とスバコという文字列が同じか違うかを瞬間的な提示で判断してもらいます。この時、注意は文字に集中します。そして、タとスの違いを検出します。このような課題では当然のことながら文字列の意味にはあまり注意がゆきません。

ところが、同じような比較でも、タバコとスバコは意味的に関連があるかないかを判断してもらう場合はどうでしょうか。この時はタバコから煙草の意味を引き出し、スバコから巣箱の意味を引き出して、その意味を比べることになります。そしてあんまり関係ないな、という判断をするでしょう。

われわれが外界刺激を取り入れる時は、まず形を知覚してそれから意味を知るという順番になりますから、脳の情報処理水準で言うと、形態弁別段階は意味理解段階に比べて処理が浅く、意味理解段階の処理は形態処理段階に比べて処理が深いことになります。ですから、タバコとスバコの形が同じかどうかを考えている時は、文字の処理は比較的浅い段階にとどまり、タバコとスバコの意味的関連を考えているときは、同じ文字の処理といっても、より深い段階に達していると考えられます。

このような検査をした後で、この実験で経験した単語を出来るだけたくさん思い出してもらうとします。そうすると面白いことに、意味の違いの比較に使われた単語は結構たくさん思い出せますが、形の違いの比較に使われた単語はそれほど思い出せません。注意が単語のどの側面にあてられたかによって心への刻みつけ方が違うのです。

記憶障害のある人に単語を覚えてもらうとします。

大脳損傷で強い記憶障害が生じることがあります。このような人は、たとえばネコ・サクラ・デンシャというあまり関係のなさそうな三個の単語をただ聞かされてしっかり覚えてくださいと言われても、なかなか覚えられません。五分もたてば忘れてしまいます。健康な人には何の苦もないことですが、健忘症の人にはたいへん困難なことなのです。ところが、単語を与える時、ネコって漢字ではどう書きますか、サクラはどうですか、などと漢字のイメージも一緒に思い浮かべてもらうと、少し覚えやすくなります。あるいは、猫では猫の姿をイメージしてもらい、桜では桜がどんなものかイメージしてもらい、電車でも同じことをしてもらっておくと、やはり覚え方が少しよくなります。言葉を最初に聞いた段階での処理が深まったため、心により強く刻みつけられたのです。

ひとつのことについての心の処理が深まるというのは、とりもなおさず理解が深まるということです。

心像から言うと、単発の心像がだんだん増殖してたくさんの心像になり、しかもそれらが中核になる心像のまわりを暈《かさ》のようにとりまき、肥大してゆく状態です。植物にたとえるなら、最初はひとつの心像は一本の苗木のようなものです。それが経験を積むうちに段々根を張り、枝を伸ばし、しっかり根付いてゆくのです。しっかり理解するにはしっかり根を張らなければなりません。

たとえば、前章でエントロピーという概念を紹介しましたが、エントロピーに対する筆者の理解は恥ずかしいくらい浅いものです。あそこで説明したのが全部です。しかし、熱力学の専門家なら、その考えが生まれるに至った歴史から始まって、その数学的定義、概念の正当さ、あるいはその概念の限界までさまざまなことを知っています。その理解はうんと深いわけです。

最近は医学の知識が広く普及しています。一昔前なら誰も知らなかったような言葉が日常会話に使われます。私、コレステロールが高いらしい。心筋梗塞になるかもしれん。などという具合です。筆者がコレステロールという言葉を知ったのは医大生のころで、心筋梗塞などという言葉を知ったのも同じころです。最近はどうか知りませんが、一時は悪玉コレステロール、善玉コレステロールなどという言葉もはやりました。悪玉は病気を起こし、善玉は病気から守ってくれる、という意味でしょう。

これは確かに誤っているとはいえない理解かもしれませんが、きわめて浅い理解です。コレステロールというのは脂質と呼ばれる、その一部に脂肪を含んだ生体構成物質のひとつです。脂質は細胞膜の構成要素として重要な物質で、エネルギー源としても重要です。そもそもは必要な物質なのです。その分子構成もちゃんとわかっていますし、細胞膜にどのように組み込まれているかもわかっています。生体のエネルギー代謝のどの過程にどのように参加しているかもわかっています。これらのことをひっくるめて理解するのが深い理解です。

コレステロールが高い、低いというのは、ただそれだけでは浅い理解です。

生体の計測値というのはすべて個人によって異なります。それはちょうど身長や体重が個人によって異なるのとやや似ています。生体の内部環境の維持に働いているさまざまな物質の濃度は、外見に現われる身長や体重にくらべればその差は大きくありませんが、それでも個体によって少しずつ値が異なっています。コレステロールの正常値というのは、ですから健康なたくさんの人から収集した数値を平均したものです。これが正常、という絶対値がどこかに存在しているわけではありません。個人と個人を比べれば、どちらかが高く、どちらかが低いのです。ですから、コレステロールが高いとか低いとかいうのは、どれだけの人数の、それもどのような年齢層の、どのような状態の時の計測値を平均したもので、そのバラツキがどれくらいあるのか、などということをちゃんと理解した上でないと、ただ高い、低いといってもあまり意味はないのです。このような計測値の意味を理解した上で、この値は高い、低いというのであれば、それは深い理解ですが、それらの背景知識がまったくない状態で、「私のコレステロールは高い。だから心筋梗塞になるかもしれない」と考えるのは、表面的な理解にすぎず、無用な不安だけを作り出していることになります。

ことほどさように、どんなことについても、その理解には深浅があります。何かひとつくらいは深く理解したいものです。

3　重ね合わせ的理解と発見的理解

さて、ここまでわかるということについてさまざまに考えてきましたが、つきつめると、わかり方はふたつのパターンにまとめられるのではないかと思います。つまり、答えが自分の頭の中に用意出来るタイプのわかりと、答えが自分の外（自然とか社会とか）にしか存在しないタイプのわかりです。

答えが自分の頭の中に用意出来る、とはどういうことでしょうか。すでに述べたことですが、われわれが相手の会話を理解出来るのは自分の頭の中にモデルが準備されていて、それと重ね合わせることが出来るからです。

今日はよいお天気ですね、と話しかけられた時は、実は自分の頭の中でも「今日はよいお天気ですね」と、同じ言葉を繰り返しているのです。そして相手の言葉と自分の言葉とがうまく重なったとき、わかったと感じます。外国語がわからないのは、自分の中に重ね合わせに使う材料がないか、あっても少ないため、重ね合わせが出来ないのです。自分の持っている言葉の財産が増え、重ね合わせがうまくゆくようになると、少しずつわかるようになります。

筆者の友人でアメリカ滞在の最初のころ、毎日毎日年を尋ねられるので変な国だと思っていた、という人がいます。

How are you? という言葉を How old are you? と聞き間違えていたのだそうです。

聞き間違えというのは、相手の言葉と自分の持っている言葉との重ね合わせ（あるいは照らし合わせ）に失敗することです。重ね合わせは、予測と言い換えることも出来ます。相手がこう言ったのだろうな、という予測がうまくゆかないのです。失語症の人は手持ちの言葉が失われるため、このような重ね合わせがうまくゆかなくなります。「上を向いてください」というと、横を向いたり、「右を向いてください」というと、左を向いたりします。頭を動かせと言っているらしい、というくらいのおおざっぱな予測は立てられるのですが、それ以上は正確に自分の言葉を相手の言葉に重ね合わすことが出来なくなります。

やはり失語症の人で、ほとんど会話にならない人でも「鬼に……」などと話しかけると「金棒」と返し、「猫に……」というと「小判」と続けることの出来る人がいて、こちらがびっくりすることがあります。意味の説明は出来ないのですが、相手の言葉の一部があれば、それをきっかけに「猫に小判」という自分が持っている言葉が呼び出され、その手持ちの言葉を聞いた言葉にうまく重ね合わすことが出来るわけです。

これはごく単純な重ね合わせの例ですが、もっと複雑な場合も原理的には同じです。

たとえば日本人が好きな話題に卑弥呼という謎の女性があります。劉備・関羽・張飛の活躍で有名な三国志の時代、曹操が建国した魏という国があります。その魏の歴史である『魏志』の中に記録されている倭国のひとつ邪馬台国の女王です。『魏志』の中の東夷伝・倭人というくだりに書いてあるのだそうです（『中国正史日本伝（1）』、岩波文庫）。

しかし、この邪馬台国が日本のどこにあったのか、卑弥呼というのは日本の歴史でいうとどの人物にあたるのかなどということがよくわかりません。当時の日本はまだ文字を使っていませんから、遠い中国で書き留められたこのわずかな文章だけが頼りになる文字記録なのです。

邪馬台国を考える時、『魏志倭人伝』の記録を正しいものと信じ、この記述を正確に解析することで邪馬台国の場所を特定しようとする研究者がいます。

実際、『魏志』には位置がちゃんと書いてあります。東南百里でどこそこ、東行百里でどこそこ、南へ水行二〇日でどこそこ、さらに水行一〇日、陸行一月で邪馬台国に至るなどと書いてあります。

いいかげんに書かずにちゃんと引用しましょう。ただし、距離と方向の部分だけです。

まず、現在の北朝鮮のあたりを中心としていた帯方郡からスタートします。それからどんどん南へ向かい狗邪韓国に着きます。これは朝鮮半島南部にあった弁辰一二国のひとつ金海というところだそうです。さてここからです。

「始めて一海を度る千余里。対馬国に至る。また南一海を渡る千余里、名づけて瀚海という。一大国に至る。また一海をわたる千余里、末盧国に至る。東南陸行五百里にして、伊都国に至る。東南奴国に至る百里。東行不弥国に至る百里。南投馬国に至る水行二十日。南、邪馬壱国（岩波文庫の読み方では邪馬台国じゃないみたいです）に至る、女王の都する所、水行十日陸行一月」。

やっと到着しました。

この記述をああでもない、こうでもないと読み解いて、邪馬台国は九州だとか、いや近畿だとか、論争するのです。

これは筆者のいう重ね合わせ的理解の典型です。どこかに事実（と思われるもの。つまり考え方のモデル）があって、これを唯一絶対のよりどころとして現在の日本の地理にあてはめてゆくわけです。そして、あ、わかった、解けたと感じるのです。あるいは、いや違う、ここにはそんなことは書いてないと考えます。

学校教育という教育形式は、多くがこの重ね合わせ的理解に重点を置いています。将来、知らないことに遭遇したとき、重ね合わせに使えるようなさまざまなモデルを教えようとします。先生がモデルであり、教科書がモデルです。われわれは学校で教えられたことを自分の判断の基準とし、人生を切り開いてゆくことになります。

一方、もうひとつのわかり、つまり答えが自分の外（自然とか社会とか）にしか存在しないタイプのわかりがあります。こちらはかなり性質が違います。

自分の中には重ね合わせるべきモデルは用意されていません。つまり既知の答えはありません。参照すべき教科書もなく、先生も教えてはくれません。自分で新しく発見してゆくしかないタイプの理解です。

たとえば自然の仕組み、自然の働きに関する理解がそうです。

ふたつの物質の間には引力が存在する、などという理解は自分の頭が持っている経験とは重ね合わせようがありません。これは人間の心が思いついたひとつの仮説です。この仮説が正しいかどうかは、自分の経験だけでは答えの出しようがありません。答えは自然に問うしかありません。つまり、実験しなければわからないのです。実験の中から、あ、そうか、と発見するのです。

心と脳の関係なども、よくわからない自然の働きのひとつです。

「心は脳とは別の存在である」と、考えている哲学者や宗教家がいます。ですが、「心が脳を離れて存在するわけがない」という考えも成り立ちます。どちらの場合も、われわれの頭の中に、答えは用意されていません。重ね合わせるべきモデルはないのです。この関係の答えは自然だけが持っており、自然に問うしか、解決の道はありません。

自然にどうやって答えを尋ねるかというと、まず自分で自分なりの答え、あるいは説明の仕方（仮説といいます）を作り出し、その仮説でうまくゆくかどうかを観察してみるわけです。

実は「心は脳とは別の存在である」というのも、「心が脳を離れて存在するわけがない」というのも、仮説にすぎません。

「心は脳とは別の存在である」と、考えている哲学者や宗教家は、この仮説がうまく自然を説明すると考えています。一七世紀のデカルトという哲学者は、今ここで考えている自分、そして、今ここで考えているという事実がはたして本当のことかどうかを疑っている自分、この考えたり、疑ったりしている存在以外に確かな存在はどこにもない、ということを発見しました。そこから心は身体からは自立した存在である、という強力な思想を展開したのです。

ひとつの仮説を打ち立て、それを心という自然に尋ねてみたところ、心がああそれでいいよと答えてくれたわけです。

一方、「心は脳の働きである」というのも仮説です。この仮説を用いると、人が死ぬと心がなくなることも、死なないまでも、昏睡になると心の働きがなくなることも、薬を使って脳の働きを変えれば、心の働きが変わることも、脳が損傷されれば心の働きも損傷されることも、すべて説明出来ます。「心は脳の働きである」という仮説に対して、自然がそれで話が合うよ、と答えを示してくれているのです。筆者はこの考えを信じています。おそらく科学者の九九パーセントはこの考えを信じているのではないかと思います。

でも、どちらが本当なのかというと、実はわかりません。なぜなら、われわれの頭の中には答えはなく、答えは自然の中にしか存在しないからです。
科学的研究の世界のわかる・わからないはすべて、このタイプです。わからないことをすでにわかっている説明の仕方によってなぞってゆくのではなく、わからないことを仮説をたてながら説明してゆくのが仕事です。最近は脳の研究が盛んですが、研究が盛んだということは、とりもなおさず脳の働きがどうなっているのか、心の働きがどうなっているのか、よくわかっていないということです。あるいは遺伝子の研究が盛んです。遺伝子もその働きがよくわからないのです。病気の世界もわからないことばかりです。わかった分だけ、わからないことが増加するようなところがあります。ひとつわかると、その向こうに別の問題が発見されます。研究には終わりというものがないのです。

心の働きの結果である人間のふるまい、さらにその結果である社会の動きなどについての理解も自然現象の理解と似ています。

われわれは社会的存在で、人と交わって生きてゆくしかありませんが、その交わって生きている人たちが心の中で何を考え、何を目指しているのかは、本当のところはよくわかりません。自分が何を考えているのかすら、実はつきつめてゆくとよくわからなくなります。

なぜ人は人を憎むのか、なぜ人は人を殺すのか、なぜ人をいじめるのか、毎日毎日よくわからない事件が続くのが社会の現実です。このような世界で、われわれはなんとか自分なりの生き方を発見し、工夫し、その生き方を実験（実践）しながら、生きているといえます。そして自分の選びとった生き方がうまくゆくと自信を深め、世の中がわかったような気になります。うまくゆかないと、自信を失い、世の中わからないと落ち込んでしまいます。

学校で教わるタイプの理解を重ね合わせ的理解と呼ぶなら、自分で仮説を立ててゆくしかないタイプの理解は発見的理解と呼ぶことが出来ます。われわれはこのふたつのわかり方を駆使して、社会に立ち向かっています。しかし、行動に本当に必要なのは後者であることは説明の必要もないでしょう。社会で生きてゆく、自然の中で生きてゆく、というのはその時その時、新しい発見、新しい仮説を必要とします。

英語の表現に、海図なき海へ旅立つ、というのがあります。

正しい海図が準備されている海を航海するのは安全ですが、大発見時代のようにまだ知られていない、海図のない海に向かって帆を上げるのは大変なことでした。すべて自分の判断にしたがって、海図を作りつつ航海してゆかなければなりません。生きてゆく、というのは海図なき航海に似ています。わかっているようで、何もわかっていないのが人生です。

われわれは何となく、困ったことがあれば誰かがなんとかしてくれるだろう（「誰か」が海図です）、わからないことがあれば誰かが教えてくれるだろう（「誰か」が海図です）と、誰かを期待して生きています。ですが、生きることは、自分の足で立ち、自分の足で歩くことです。世界に立ち向かうためには、自分が使えるしっかりした海図を自分で作ってゆかなければなりません。そうやってはじめて大きい意味や深い意味を発見することが出来るようになるのです。

ちくま新書
339

「わかる」とはどういうことか
——認識《にんしき》の脳科学《のうかがく》

二〇〇二年四月二〇日　第一刷発行
二〇一六年八月　五　日　第二〇刷発行

著　者　山鳥重（やまどり・あつし）

発行者　山野浩一

発行所　株式会社　筑摩書房
東京都台東区蔵前二-五-三　郵便番号一一一-八七五五
振替〇〇一六〇-八-四一二三

装幀者　間村俊一

印刷・製本　三松堂印刷　株式会社

乱丁・落丁本の場合は、左記宛にご送付ください。
送料小社負担でお取り替えいたします。
ご注文・お問い合わせも左記へお願いいたします。
〒三三一-八五〇七　さいたま市北区櫛引町二-六〇四
筑摩書房サービスセンター　電話〇四八-六五一-〇〇五三

ISBN978-4-480-05939-0 C0247

ちくま新書

982
「リスク」の食べ方
——食の安全・安心を考える
岩田健太郎
この食品で健康になれる！ 危険だから食べるのを禁止する？ そんなに単純に食べ物の良い悪いは決められない。食品不安社会・日本で冷静に考えるための一冊。

746
安全。でも、安心できない…
——信頼をめぐる心理学
中谷内一也
凶悪犯罪、自然災害、食品偽装……。現代社会に潜むリスクを「適切に怖がる」にはどうすべきか？ 理性と感情のメカニズムをふまえて信頼のマネジメントを提示する。

363
からだを読む
養老孟司
自分のものなのに、人はからだのことを知らない。たまにはからだのことを考えてもいいのではないか。口から始まって肛門まで、知られざる人体内部の詳細を見る。

339
「わかる」とはどういうことか
——認識の脳科学
山鳥重
人はどんなときに「あ、わかった」「わけがわからない」などと感じるのか。そのとき脳では何が起こっているのだろう。認識と思考の仕組みを説き明す刺激的な試み。

434
意識とはなにか
——〈私〉を生成する脳
茂木健一郎
物質である脳が意識を生みだすのはなぜか？ すべてを感じる存在としての〈私〉とは何ものか？ 人類に残された究極の問いに、既存の科学を超えて新境地を展開！

525
DNAから見た日本人
斎藤成也
急速に発展する分子人類学研究が描く、不思議で意外なDNAの遺伝子系図。東アジアのふきだまりに位置する〝日本列島人〟の歴史を、過去から未来まで展望する。

795
賢い皮膚
——思考する最大の〈臓器〉
傳田光洋
外界と人体の境目——皮膚。様々な機能を担っているが、驚くべきは脳に比肩するその精妙で自律的なメカニズムである。薄皮の秘められた世界をとくとご堪能あれ。